Birgit Zart • Heike Wischer

Die homöopathische *APONEO* Hausapotheke

Birgit Zart • Heike Wischer

Die homöopathische *APONEO* Hausapotheke

Band 1: Erkältungskrankheiten

verlagM

Lektorat: Vera Baschlakow
Umschlaggestaltung, Herstellung, Satz: Gisela Haase, haase.net
Verlagsservice: Equinox.Print, Wiesloch
Druck und Bindung: Východoslovenské tlačiarne JSC, Košice
Printed in Slovakia

ISBN 13: 978-3-9811742-0-5

Bildnachweis Titel:
© Gisela Haase, haase.net
© Udo Kroener, fotolia.de

Inhalt

Vorwort

Kann die Homöopathie die Schulmedizin ergänzen oder ist sie eine echte Alternative?

Anhänger beider Richtungen stellen sich diese Frage immer wieder. Aus eigener Erfahrung kann ich sagen: Die Homöopathie erfüllt beide Funktionen. Bei „Bagatellerkrankungen" – körperlichen Leiden, bei denen eine Selbstmedikation geeignet ist – ist die Laienhomöopathie sehr oft eine willkommene Alternative zur chemischen Behandlung. Dies besonders deshalb, weil keine schädlichen Nebenwirkungen oder Probleme bei der Einnahme mit anderen Arzneimitteln zu befürchten sind. Auch bei schwerwiegenderen Erkrankungen, die schulmedizinische Medikamente benötigen können, stellt die Gabe homöopathischer Arzneien eine wertvolle Ergänzung zur Therapie dar. Ebenso kann Homöopathie hervorragend Erste Hilfe leisten, bis der Rat eines Arztes oder Homöopathen eingeholt werden kann.

Häufig hört man, dass Homöopathie ausschließlich Spezialisten – nämlich den Homöopathen vorbehalten ist, weil es eine so schwierige und diffizile Heilmethode sei. Auch hier muss man zwischen akuten, ungefährlichen Erkrankungen und chronischen Krankheiten unterscheiden, wobei diese oft schwieriger zu behandeln sind. Hierfür ist die Betreuung durch einen erfahrenen Homöopathen unerlässlich.

Mithilfe dieses Buches können Sie lernen, zu unterscheiden: Was können Sie selbst, und was überlassen Sie besser einem erfahreneren Therapeuten. Es soll nicht die Betreuung durch einen Homöopathen ersetzen. Aber es möchte Ihnen in akuten Fällen, wo rasche Hilfe benötigt wird, eine Auswahl an Mitteln zur Hand geben, die Ihnen über die ersten Krankheitszeichen hinweghelfen oder sie sogar ganz beheben.

Als mir Birgit Zart von der Arbeit an diesem Laienhomöopathiebuch erzählte, fiel mir wieder ein, wie ich selbst zur Homöopathie gekommen bin:

Vor über 10 Jahren begab ich mich zu Dr. Wolfgang Mettler in homöopathische Behandlung, der damals schon seit nahezu 20 Jahren Homöopathie betrieb. Dr. Mettler war ursprünglich als Tierarzt in einer Großtierpraxis auf dem Land tätig gewesen und hatte im Laufe der Jahre unzählige Kühe, Schweine, Hühner und andere Tiere homöopathisch behandelt. Später behandelte er als Heilpraktiker fast ausschließlich Menschen. Es war sein großes Anliegen, die Homöopathie einem breiten Kreis von Menschen nahezubringen.

In Arbeitskreisen, zum Beispiel über Kneipp-Vereine, versuchte er besonders Mütter anzuleiten, kleinere Erkrankungen und Befindlichkeitsstörungen ihrer Kinder selbstständig mit homöopathischen Arzneien in den Griff zu bekommen. Durch seine unnachahmliche Art und die spannende Darstellung, wie homöopathische Mittel eingesetzt werden können, waren diese Arbeitskreise immer sehr gut besucht und haben im Laufe der Jahre unzähligen Menschen viel genutzt. Viele dieser Teilnehmer haben später das Wissen, das ihnen Dr. Mettler wie ein Saatkorn eingepflanzt hat, wachsen lassen und sind selbst klassisch arbeitende Homöopathen geworden.

Ich bin sehr froh, dass Birgit Zart und Heike Wischer dieses vorliegende Buch für homöopathisch interessierte Laien verfasst haben. Das Besondere an diesem Buch ist, dass mit Frau Zart eine sehr erfahrene Homöopathin und mit Frau Wischer eine Laienhomöopathin gemeinsam ihr Wissen in einer sehr förderlichen Art und Weise vereinigen konnten. So sind die Mittel übersichtlich und praktikabel, aber auch gleichzeitig mit der nötigen Präzision beschrieben, damit gerade dem Anfänger die Unterschiede der Arzneien deutlicher gemacht werden.

Nur durch die Förderung der Laienhomöopathie und das Einbringen unserer homöopathischen Schätze in viele Haushalte kann sich die Homöopathie immer weiter verbreiten und Menschen dauerhaft gesünder machen.

Möge auch in Ihnen das Saatkorn wachsen, wie Sie schnell, sanft und dauerhaft Ihre Gesundheit wiederherstellen können, und das auf kürzestem, zuverlässigstem und sanftestem Wege.

Ich wünsche Ihnen dabei viel Erfolg und positive Erlebnisse!

Claudia Kampmann
Apothekerin und Heilpraktikerin

Willkommen!

Gäbe es eine Hitliste von in Apotheken verkauften Artikeln, dann ständen dort in den Top 100 ausschließlich Arzneien, die zur Selbstanwendung gedacht sind. Das überrascht nicht im Geringsten. Befindet sich doch in jedem Haushalt eine gut sortierte kleine Hausapotheke, aus der eine Familie sich bei kleineren Verletzungen, Schmerzen oder Infekten selbst versorgt.
Auch homöopathische Arzneien befinden sich wieder zunehmend in diesen Hausapotheken. Bis vor sechzig Jahren war dies hierzulande sehr üblich, und es scheint, dass die Menschen die erstaunlichen Qualitäten der Homöopathie immer mehr für sich wiederentdecken.
Doch ausgerechnet die Beipackzettel homöopathischer Einzelmittel informieren zumeist nicht über die Anwendungsgebiete, und man ist schnell in der Situation, sich sein Wissen darüber anderswo suchen zu müssen. Da ist es nicht immer leicht, sich zu orientieren.

Seit vielen Jahren betreuen wir Menschen, die sich mit immer denselben Fragen zur Homöopathie an uns wenden. Oft wünschten wir uns dann, wir könnten einfach ein gutes Buch empfehlen, damit all diese Fragen endlich auch Antworten finden. Aber ein solches schien es nicht zu geben, so dass wir hin und wieder scherzten:
„Ein solches Buch müssen wir wohl eines Tages selbst schreiben".

Als wir dann eines Tages die Gelegenheit hatten, all die Warenausgangskörbe einer großen Online-Apotheke anschauen zu dürfen und sahen, dass sich in nahezu jedem homöopathische Arzneien befanden, war dies wohl die Initialzündung dafür, unsere Buchidee endlich in die Tat umzusetzen.

Liebe Leserinnen und Leser, so haben wir Ihnen nun ein Buch geschrieben, wie wir es uns selbst immer gewünscht hätten, als wir noch die ersten Schritte in der Homöopathie machten. Möge es Ihnen ein hilfreicher Begleiter sein.

Seien Sie herzlich Willkommen in der faszinierenden Welt der Laienhomöopathie.

Birgit Zart und Heike Wischer

Laienhomöopathie

Laienhomöopathie gab es schon immer!

Jeder Mensch, der ein homöopathisches Kügelchen gegen irgendeine Beschwerde nahm, ohne es verschrieben bekommen zu haben, ist im Grunde ein Laienhomöopath. Und Laienhomöopathie ist alles andere als ein Phänomen jüngster Zeit – ganz im Gegenteil!

„Laienhomöopathie ist so alt und so traditionell, wie die Homöopathie selbst!"

Hierzulande besitzt sie eine fast 150 Jahre lange Tradition. Tatsächlich haben seit Anbeginn der Homöopathie homöopathische Ärzte die schwerwiegenden Erkrankungen behandelt und Laien im Hausgebrauch die leichteren Beschwerden. Im Laufe der Zeit entstand so die Laienhomöopathie und mit ihr auch die „Homöopathische Hausapotheke". Hiermit ist eine übersichtliche Auswahl sehr bewährter homöopathischer Arzneimittel gemeint, die sich hervorragend für den Hausgebrauch eignen. Jede dieser Arzneien ist also seit mehr als 150 Jahren erprobt und hat sich immer wieder bewährt.

Unterstützt wurde die Laienhomöopathie von zahlreichen Büchern und Nachschlagewerken zur Selbstanwendung innerhalb der Familie. Wenn Sie das nächste Mal einen Flohmarkt besuchen, dann sollten Sie Ausschau nach einem dieser alten Schätze halten – Sie werden gute Chancen haben, denn diese Bücher wurden stets in sehr hoher Auflage gedruckt. Im Prinzip fand sich in jedem Haushalt ein solches Buch, denn seit ungefähr 1860 erhielten die jungen Bräute zur Hochzeit neben Kochbüchern, einem Buch zur Haushalts- und Lebensführung immer auch einen „homöopathischen Hausarzt", der sie mit ausreichendem Wissen ausstatten sollte, um ihre Familie erfolgreich naturheilkundlich und homöopathisch zu versorgen. Bei vielen unserer älteren Mitmenschen ist dieses Wissen immer noch lebendig.

So erlebte ich einst die Großmutter eines meiner kleinsten Patienten, die ihren Enkel zu mir in die Praxis begleitet hatte. Irgendwann stand sie tatsächlich begeistert vor meinem Arzneimittelschrank, las all die ihr bekannten Namen der Arzneifläschchen und schwelgte sogleich in Kindheitserinnerungen. „Bei Fieber gibt man *Belladonna* und bei Ohrenschmerzen *Pulsatilla*!", sagte sie, dabei schwang ihr Zeigefinger im Rhythmus ihrer Worte, fast so, als zitiere sie einen Reim. Auch ihr kleiner Enkelsohn hatte von ihr schon einige homöopathische Arzneien bekommen. Nun aber war er zur Anamnese bei mir und damit in ein traditionelles Netzwerk eingebettet, das auch sinnvoll ist: Die kleineren Infekte wurden von Mutter und Oma behandelt. Zur Behandlung seiner chronischen Erkrankung brachte man ihn zur Homöopathin. Ein Prinzip, das sich in unserer Geschichte über lange Zeit sehr gut bewährt hat.

Leichtere, akute Erkrankungen dürfen von Laienhomöopathen behandelt werden. Chronische Erkrankungen gehören in die Hände eines erfahrenen Homöopathen.

Bis zum Kriegsende übrigens gab es in Deutschland homöopathische Laienvereine, die landesweit Büros und Läden für ihre Mitglieder bereitstellten. Für einen Groschen monatlich erhielten ihre Mitglieder die homöopathischen Monatsschriften der Vereine, in denen sie sich mit dem nötigen Wissen versorgen konnten. So kurierte man gewöhnliche Beschwerden, Fieber oder Infekte selbst, und wenn man mit seinem Latein am Ende war, konnte man einen der vielen Vereinsläden aufsuchen und sich dort von einem Homöopathen beraten lassen. Dieses echte Netzwerk funktionierte auch hervorragend.

Wir möchten Ihnen Mut machen, ebenfalls Laienhomöopath zu werden, wie viele Menschen mit Ihnen und vor Ihnen. Dafür sollten Sie nur wissen, welche Beschwerden sich zur Selbstanwendung eignen und welche nicht.
Merken Sie sich also gerne: Akute Beschwerden können Sie selbst behandeln.

Bei welchen Beschwerden darf ich Laienhomöopathie anwenden?

Akute, vorrübergehende Erkrankungen

Unter „akuten Erkrankungen“ werden solche Beschwerden verstanden, die nur vorrübergehend auftreten und die im Grunde genommen keine „echten“ Krankheiten sind, sondern Heilmechanismen des Körpers. Darunter fallen auch sämtliche Infekte, Erkältungsbeschwerden oder das gewöhnliche Fieber.

Der Organismus würde in jedem Fall ganz allein mit ihnen fertig werden – es wäre nur eine Frage der Zeit. Die Homöopathie unterstützt ihn aber dabei und verblüfft oft dadurch, dass sie solche Infekte glimpflich verlaufen lässt, ohne sie dabei zu unterdrücken. Ein weiterer Vorteil gesellt sich hinzu: Unter der homöopathischen Einflussnahme werden Infekte nicht nur abgemildert und verlaufen komplikationsloser, darüber hinaus wird man bald eine Rückläufigkeit der Infektgeschehen insgesamt feststellen, denn mit jedem Infekt, den der Körper erfolgreich absolvieren durfte, trainiert er seine Abwehr und erkrankt daher in der Folge immer seltener. Chronischen Erkrankungen wird dadurch vorgebeugt. Somit ist nichts wünschenswerter, als dass die Laienhomöopathie weiterhin und verstärkt auf akute Beschwerden Einfluss nehmen sollte.

Wenn Erkrankungen chronisch werden

Beschwerden, die nicht nach kurzer Zeit wieder verschwinden und über einen längeren Zeitraum bestehen, fallen nicht mehr unter die „Trainingsrunden“ unseres Abwehrsystems. Hier haben wir es vielmehr mit Alarmzeichen zu tun und dem teilweisen Unvermögen des Körpers, seine Gesundheit wieder selbst herzustellen. Nun haben wir es im naturheilkundlichen Sinne tatsächlich mit einer Erkrankung zu tun.

Die Behandlung solcher chronischer Erkrankungen bedarf einer gänzlich anderen Art und Weise der Homöopathie. Sie wird ohne eine gründliche und ausführliche Anamnese durch einen erfahrenen Homöopathen nicht stattfinden können. Dieser allerdings hat wesentlich bessere Vorraussetzungen, wirkungsvoll in ein Krankheitsgeschehen einzugreifen, wenn sein Patient die vielen kleinen Infekte im Vorfeld homöopathisch behandelt hat, anstatt seine Abwehr durch die Gabe vieler chemischer Arzneien und Antibiotika nach und nach immer mehr zu schwächen. Wie könnten die Vorteile der Zusammenarbeit von Laienhomöopathen und klassischen Homöopathen deutlicher sein?

Einführung in die Homöopathie

Samuel Hahnemann - ein Arzt, der neue Wege beschritt

Samuel Hahnemann gilt als Begründer der Homöopathie. Vor mehr als 200 Jahren lebte er im Leipziger Großraum und absolvierte seine Ausbildung als Arzt. Im Vergleich zu heute war diese Ausbildung damals recht kurz, und Hahnemann störte sich sehr daran, dass ihm und seinen Kollegen zwar beigebracht wurde, das eine oder andere Leiden mit den entsprechenden Medikamenten zu heilen. Zu diesem Zeitpunkt aber wusste niemand wirklich, wie und weshalb ein Medikament wirkte. Zu oberflächlich erschien es ihm, den Aderlaß zu allen möglichen Gelegenheiten anzuwenden. Ganz und gar nicht einverstanden war er mit der gültigen Lehre, die besagte: „Bei Syphilis gebe man dem Patienten Quecksilber und Arsen" um dann zu erleben, dass die Symptome der Syphilis zwar in den Hintergrund traten, der Patient aber irgendwann an anderen Krankheiten litt und mit ihm oftmals viele seiner Nachkommen.

Deshalb suchte er einen Weg, einen Patienten möglichst schnell, sanft und vor allem dauerhaft zu heilen. Doch das Wissen der Mediziner und Dozenten um die Heilmittel war seiner Zeit dürftig, und ein tieferes Verstehen von der Heilung des Menschen an sich vermißte er vollends. Hahnemann suchte daher schon bald nach anderen Heilansätzen und studierte dafür die Ärzte der Antike ebenso wie zeitgenössische Therapien und Außenseitermethoden. Er war von dem Gedanken getrieben, den Heilungsprozess wirklich und tief greifend zu verstehen, und dies sollte für sein ganzes Leben und Wirken so bleiben.

Wirkungsvolle Heilansätze fand er auch in der traditionellen Volksheilkunde. So beobachtete er beispielsweise, dass der Schmied, wenn er sich bei seiner Arbeit verbrannte, nicht etwa kaltes Wasser auf die verletzte Hautstelle gab oder gar mit Pasten oder Salben zu Werke ging, sondern er ging anders vor: Er hielt stattdessen für eine Weile den ganzen Arm, den er sich verbrannt hatte, in gemäßigtem Abstand so in die Nähe des Feuers, dass dieser sich erwärmen mußte. Das Ergebnis war verblüffend: Die Brandwunde schien nur wenig zu schmerzen, vor allem aber verheilte die Wunde komplikationslos und bemerkenswert schnell.

Welches Prinzip wirkte hier? Hahnemann begriff, dass durch das Erwärmen des Armes die „Aufmerksamkeit" des Körpers erregt wurde und sein Bestreben, diesen Arm wieder herunterzukühlen.

So ist ein Unterschied in der Heilanwendung festzustellen: Ein Kühlen der Wunde bewirkt, dass der Körper diese kühle Stelle wieder erwärmen wird, ein Erwärmen aber bewirkt das Gegenteil: Auf den Wärmereiz reagiert der Körper durch Abkühlung.

Sie können dies gerne auch einmal selbst versuchen: Kühlen Sie eine Hand unter fließendem Wasser für fünf Minuten herunter, erwärmen Sie die andere unter warmem Wasser. Zunächst wird die gekühlte Hand kühler werden, während die andere sich erwärmt. Testen Sie die Temperaturen aber zwanzig Minuten später, dann werden Sie feststellen, dass es dann umgekehrt ist. Ihr Körper wird die zu kalte Hand erwärmt, die zu warme Hand gekühlt haben.

Hahnemann erkannte schnell, dass die vom Körper ausgehenden Reaktionen auf einen solchen Reiz dauerhafter sind, als der ursprüngliche Reiz auf den Körper an sich. Und vom Schmied lernte er: „Mit dem kleinen Feuer heilt man das große Feuer."

Die Idee, dass die beste Heilung vom Körper selbst ausging, ließ Hahnemann weiter forschen. Zu seiner Zeit gab man den blutarmen, geschwächten Patienten mit niedrigem Blutdruck eine Tasse starken Kaffees, um den Blutdruck damit wieder zu erhöhen. Dies war zunächst auch die Reaktion dieser Patienten – ihr Blutdruck stieg. Hahnemann erkannte doch auch hier wieder das Gegensteuern des Körpers, so dass kurze Zeit später der Blutdruck dieser Patienten niedriger war als vor dem Genuss des Kaffees. Wenn Kaffee den Blutdruck zwar kurzfristig erhöhte, der Körper danach jedoch mit einer längerfristigen Senkung reagierte, so schien es nur folgerichtig, nicht den blutdruckschwachen, sondern den blutdruckstarken Patienten Kaffee zu verabreichen. Hahnemann tat genau dies. Er gab seinen Patienten mit zu hohem Blutdruck Kaffee, und er sollte seine Theorie bestätigt finden: Über einen Zeitraum von Wochen und Monaten konnte er auf diese Weise den Blutdruck dieser Patienten nachhaltig senken, bis er wieder Normwerte zeigte.

Unangenehm war es für diese Patienten jedoch, dass ihr Blutdruck zunächst in die Höhe schoss. Hahnemanns Ziel aber war es, eine Heilung möglichst sanft stattfinden zu lassen, deshalb begann er, den Kaffee für seine Hochdruckpatienten nach und nach immer dünner zu servieren. Das Ergebnis war auch hier vielversprechend. Obwohl die anfängliche Krise ausblieb, senkte sich in der darauffolgenden Zeit der Blutdruck dieser Patienten.

So wußte Hahnemann nicht nur, dass er sich den Körper zu seinem Verbündeten machen musste, sondern dass Heilung, die vom Körper initiiert ist, immer auch dauerhafter ist. Durch die Wirkung des Kaffees, der in der Folge immer verdünnter verabreicht wurde, hatte er bemerkt: Viel hilft nicht viel.

Eines Tages erfuhr Hahnemann, dass ein Kollege von ihm die Malaria, für deren Heilung es zu dieser Zeit noch nicht den geringsten Ansatz gegeben hatte, mit Chinin zu heilen vermochte, einem Stoff, der damals aus der Chinarinde hergestellt wurde. Eine solche Heilung erschien ihm sensationell. Um herauszufinden, was es mit diesem Heilerfolg auf sich hatte, beschloß er, die Wirkung der Chinarinde genauestens zu studieren.

So, wie er zuvor seinen Patienten den Kaffee verabreicht hatte, so verabreichte er sich nun in Eigenmedikation täglich zwei „Quäntchen" der Chinarinde. Was er dabei herausfand, dürfte die Geburtsstunde der homöopathischen Idee gewesen sein: Hahnemann bekam alle Symptome, die für Malaria typisch sind. Er bekam kalte Hände und Füße, Kopfschmerzen, sein Puls veränderte sich, er fühlt sich müde und zerschlagen, ja sogar die fiebrige Röte des Gesichts stellte sich ein, er bekam zahlreiche Fiebersymptome, einzig der Temperaturanstieg, also das eigentliche Fieber, blieb aus. Etwa zwei Stunden nach der Einnahme verschwanden diese Symptome wieder. Hahnemann wiederholte dieses Experiment über Monate. Jedesmal war die Wirkung die Gleiche.

Das Ähnlichkeitsprinzip der Homöopathie

„Similia similibus curentur." –
Ähnliches wird mit Ähnlichem geheilt.

Während die Chinarinde die an Malaria erkrankten Patienten zu heilen schien, zeigte sich, dass die gleiche Arznei bei einem gesunden Menschen zu allen bekannten Symptome der Malaria führte. Wohlbemerkt, zu allen Symptomen, aber nicht der Krankheit an sich. Das Fieber blieb aus. Und nach einer gewissen Zeit verschwanden die von der Chinarinde verursachten Symptome von selbst. Aus diesem Verständnis heraus begründete Hahnemann das Ähnlichkeitsprinzip der Homöopathie: „Similia similibus curentur" – Ähnliches wird mit Ähnlichem geheilt. Er weitete seine Forschungen auf viele weitere Arzneien aus und fand seine Theorie stets bestätigt. Wenig später schon entdeckte er auf diese Weise immer mehr Arzneimittel, indem er sie zunächst an einem gesunden Menschen prüfte. Die Symptome, die ein Arzneistoff am Gesunden entwickelte, waren die Symptome, die diese Arznei am Kranken zu heilen vermochte. Diese sogenannten Arzneimittelprüfungen führte Hahnemann sein Leben lang durch. Er versammelte stets viele Medizinstudenten und Homöopathieinteressierte um sich herum, mit denen er unter strengsten Prüfungsbedingungen akribisch die Symptome einer jeden geprüften Arznei niederschrieb. Das ist bis heute in der Homöopathie üblich, die solche Arzneimittelprüfungen immer noch durchführt, so dass sich das präzise und genaue homöopathische Wissen um die Arzneien weiter und weiter entwickelt.

Das Ähnlichkeitsprinzips finden wir auch in der Allgemeinmedizin wieder:

- Wird Aspirin von einem Menschen über einen längeren Zeitraum eingenommen, ohne dass ihn Kopfschmerzen plagen, wird er welche bekommen.
- Hustenlöser, eingenommen von einem Menschen ohne Husten, würde einen solchen bei regelmäßiger Einnahme verursachen.
- Von gefäßerweiternden Nasensprays weiß man, dass sie bereits nach 24 Stunden einen medikamentösen Schnupfen verursachen.

Arzneimittelprüfung

Stellen Sie sich eine homöopathische Arzneimittelprüfung etwa so vor: Eine möglichst große Gruppe von Menschen beschließt, an einer solchen Prüfung teilzunehmen. Sie alle werden in der folgenden Zeit mehrere Gaben einer Arznei zu sich nehmen, deren Name und Wirkung ihnen unbekannt ist. Es gibt mindestens einen Prüfungsleiter. Allein er weiß, um welche Arznei und um welche Potenz der Arznei es sich handelt, und er ist es auch, der einigen der Prüfer ohne deren Wissen Placebos verabreicht. Die Prüflinge nehmen die ihnen unbekannte Arznei in festgelegten Zeiträumen ein und notieren genauestens alle Symptome, die sie in dieser Zeit an sich feststellen können. Da kann es dann heißen: Zehn Minuten nach der Einnahme: Tränende Augen, nach zwanzig Minuten stellt sich Lichtempfindlichkeit ein. Nach einem Monat dauerhafte Reizbarkeit und Übellaunigkeit.

Alle Symptome, die alle Prüfer in dieser Zeit an sich erleben, lassen zusammengenommen ein Arzneimittelbild entstehen. Diese erweitern und ergänzen die bereits vorhandenen Arzneimittelbilder, die in den letzten zwei Jahrhunderten entstanden sind. Sie ergänzen und verfeinern diese darüber hinaus fortlaufend. Die Teilnahme an einer Arzneimittelprüfung ist ein fester Bestandteil der Ausbildung zum Homöopathen. Dies und letztendlich der unstillbare Forscherdrang der Homöopathen stellt so eine wunderbare, sich stets erneuernde Qualitätssicherung homöopathischen Wissens dar.

Liebe Leserinnen und Leser, bei dieser kleinen Exkursion in die Anfänge der Homöopathie möchte ich es nun belassen. Ganz sicherlich ist das tiefere Einlassen in die Homöopathie eine interessante Angelegenheit und für den therapeutisch arbeitenden Homöopathen im klassischen Sinne unerläßlich. Dieses Buch richtet sich aber an Laienhomöopathen wie Sie und alle Homöopathiebegeisterten. Es ist hilfreich, wenn Sie diese Dinge kennen, es ist aber nicht erforderlich, dieses Wissen weiter zu vertiefen.

Ich hoffe, dass diese vorangehenden Gedanken Ihnen helfen können, bei der Anwendung der Laienhomöopathie möglichst oft den Grundgedanken dahinter zu verstehen. Doch nun lassen Sie uns verstehen, wie außerordentlich praktisch die Laienhomöopathie selbst ist und wie leicht man sie erlernen kann.

Homöopathisches Denken und Beobachten

Stellen Sie sich vor, wie viele Symptome Hahnemann sich wohl hat notieren können, als er damals die Chinarinde im Selbstversuch einnahm. In seinem Notizbuch stand ja nicht einfach nur: „Fieber". Die Wirkung der Chinarinde war ja viel umfassender, und ebenso hat der akribische Hahnemann dies auch notiert. Das sah dann etwa so aus:

„Füße und Fingerspitzen wurden mir zuerst kalt.
Ich wurde matt und schläfrig.
Mein Puls wurde hart und schnell.
Eine unleidliche Ängstlichkeit stellte sich ein,
ein Zittern und eine Abgeschlagenheit durch alle Glieder.
Dann Klopfen im Kopf,
Röte der Wangen,
Durst.
Die Sinne werden stumpf,
eine Art Steifigkeit in den Gelenken und eine taube, unangenehme Empfindung,
die in den Knochenhäuten des ganzen Körpers zu sitzen scheint."

Wie wir sehen, beschrieb er die von ihm beobachteten Symptome so ausführlich, wie wir es heute kaum noch gewohnt sind. Diese Ausführlichkeit besitzen bis heute alle Homöopathen. Und das ist durchaus vernünftig.
Wie sonst könnten wir das eine Fiebermittel von allen anderen unterscheiden? Dies ist nur möglich durch das genaue Vergleichen der Prüfungssymptome dieser Mittel. Die Homöopathie kennt ungefähr dreihundert verschiedene Fiebermittel. Die Tatsache, dass diese in der Prüfung am Gesunden unter anderem auch Fieber hervorrufen und somit am Kranken auch heilen könnten, reicht nicht aus, um das eine richtige, das ähnlichste unter ihnen herauszufinden. Die Unterschiede vom einen zum anderen Mittel sind alle anderen Symptome, die in der Arzneimittelprüfung ansonsten auch noch auftreten. Das Ähnlichkeitsprinzip der klassischen Homöopathie bezieht sich also immer auf die Gesamtheit der Symptome, die eine Arznei entweder hervorrufen kann oder die sie zu heilen vermag.

Die Laienhomöopathie beschränkt sich auf viel weniger Arzneien und Symptome. Ja, sie funktioniert sogar auch ohne diese typische homöopathische Betrachtungsweise, nämlich dann, wenn man nach den „bewährten Indikationen“ behandelt. Dazu kommen wir im nächsten Kapitel. Der Grundgedanke einer umfassenderen Beobachtung der Symptome aber wird Ihnen helfen, wenn Sie sich nach und nach weiter in die Laienhomöopathie vertiefen und soll deshalb hier auch seinen Platz finden.

Schauen wir uns an, wie unterschiedlich die Allgemeinmedizin und die Homöopathie eine Symptomatik beschreiben würden:

	So betrachtet die Allgemeinmedizin	**So betrachtet die Homöopathie**
Symptom	Husten	Husten
Charakteristik		Trocken, bellend, schmerzhaft
Modalitäten		Besserung durch Ruhe Verschlimmerung durch kalte Luft
Causa/Ursache		Nach Durchnässung
Arzneimittel	Hustensaft	Eine spezifische Arznei für möglichst genau diese Symptomatik

Mehr oder weniger würde bei einem Husten ein jedes Hustenmittel in der von uns zusammengestellten Hausapotheke helfen, und Sie können hier nicht wirklich etwas falsch machen. Um aber ein möglichst ähnliches Mittel zu finden, ist es hilfreich zu wissen, nach welchen Auswahlkriterien man dabei verfährt.

Die homöopathische Mittelfindung

Finden Sie stets zuerst Ihr Mittel dann die Potenz und dann die Dosierung

Homöopathisches Handeln beginnt mit der Auswahl einer Arznei. Diese finden Sie rasch, wenn Sie bei Ihrer Suche systematisch vorgehen. Die Homöopathie hat eine sehr genaue Vorstellung davon, welche Symptome für eine Mittelfindung wichtig sind und welche weniger, ja es existiert tatsächlich eine Hierarchie der Symptome. Die nachfolgende Tabelle soll Ihnen einen ersten Überblick geben:

Hierarchie	Erklärung	Beispiele
Causa	Ursache, Auslöser eines Symptoms	Erkältung nach Unterkühlung und Durchnässung
Charakteristik	Eigenschaften des Hustens	Trocken, bellend, schmerzhaft
Begleitsymptome	Symptome, die die Beschwerden begleiten	Husten mit Kopfschmerzen
Schlafsymptome	Veränderungen des Schlafes in der Zeit der Beschwerden	Schlaf unerquicklich
Gemütssymptome	Veränderungen des Gemütszustandes während der Beschwerden	Extrem reizbar
Als-Ob-Symptome	Beschwerden, die man mit der Umschreibung: „Als Ob“ erklären würde	Gefühl, als ob Ameisen den Arm entlang krabbeln würden
Modalitäten	Was bessert, was verschlechtert	Besser durch frische Luft, schlechter in der Nacht
Nach bewährter Indikation	Nach einem bewährten Hustenmittel suchen	Hierfür können Sie einfach das jeweils farblich hervorgehobene Mittel auswählen

Mittelwahl nach der Ursache
Die Causa - der Joker der Homöopathen

Das wichtigste Kriterium haben wir gefunden, wenn wir die Ursache oder den Auslöser eines Symptomes kennen.

Das geht einem Fernsehelektriker nicht anders. Ist der Fernseher defekt, dann sucht er nach der Ursache dieser Störung. Diesen Defekt, diese Ursache zu finden, stellt in Aussicht, dass er das Gerät effizient, zügig und sehr preiswert wieder repariert. Kennt er die Ursache nicht, dann wird er viel herumsuchen und ausprobieren müssen, um das Gerät wieder zum Funktionieren zu bringen.

Das ist innerhalb der homöopathischen Denkweise ebenso. Die Homöopathen suchen immer zuerst nach der Ursache einer Erkrankung, die sie als „Causa" bezeichnen.

Die Causa ist der Joker der Homöopathie

In unserer Beispieltabelle auf Seite 23 wäre die Causa also „Durchnässung". Ist Durchnässung die Ursache einer Erkrankung, dann würde das Arzneimittel der Wahl nicht nur den Husten heilen, der auf die Durchnässung folgte, sondern alle anderen möglichen Folgeerscheinungen dieser Causa auch, wie beispielsweise Fieber, Bauchschmerzen, Übelkeit, Durchfallerkrankungen.

Eine Causa findet man nicht immer, und nicht alle Mittel haben die Kraft, allein aufgrund einer vorhandenen Causa zu heilen. Wenn Sie die Causa aber gefunden haben, dann haben Sie hierin einen Joker auf der Hand, mit dem Sie alle anderen Spielkarten Ihrer Auswahlkriterien übertrumpfen können. Das bedeutet, dass Sie nicht weiter nach anderen Auswahlkriterien suchen müssen. Das Erkennen einer Causa erspart Ihnen die Arbeit.

Auf den Seiten 167 bis 171 haben wir eine Liste mit den bekanntesten Krankheitsursachen zusammengestellt. Ist Ihre Causa dabei, dann haben Sie Ihr Mittel bereits gefunden, ganz egal, welche Symptome der Causa gefolgt sein mögen.

Eine kurze Geschichte zum besseren Verständnis

In einem kleinen Örtchen, in dem noch jeder jeden kannte, wurde die Hochzeit eines jungen Paares gefeiert. Natürlich war es ein rauschendes Fest mit üppigem Essen und reichlichem Alkoholgenuss. Dem einen oder anderen der Hochzeitsgäste ging es am nächsten Tage gar nicht gut. Und so kam es, dass einige von ihnen den im Ort ansässigen Homöopathen aufsuchten. Ihm berichteten sie von ihren unterschiedlichsten Leiden. So litt der eine an starken Kopfschmerzen, der nächste kämpfte mit Übelkeit und wieder ein anderer mit hohem Blutdruck. Schnell erfasste der erfahrene Homöopath den Auslöser, die Causa, für die vielfältigen Symptome seiner Patienten: „Folge von üppigem Essen und reichlich Alkoholgenuss“. Und so kam es, dass am Tage nach der Hochzeit verschiedene Patienten mit vollkommen unterschiedlichen Symptomen alle das gleiche homöopathische Arzneimittel verordnet bekamen. In diesem Fall war dies Nux vomica. Denn für alle gab es die gleiche Causa: „Überanstrengung des Körpers durch ausschweifende Völlerei.“

Mittelwahl nach Charakteristik

Wenn Sie die Ursache für eine Erkrankung nicht kennen, dann sollten Sie sich die Charakteristik eines Symptoms einmal genauer anschauen. Wie ist beispielsweise ein Husten: Ist er bellend, trocken oder schmerzhaft? Sind die Halsschmerzen stechend, kratzend oder brennend?

In den Tabellen zur schnellen Mittelfindung haben wir für Sie diese Charakteristika herausgestellt, so dass Sie anhand dieser Merkmale, so sie denn benennbar sind, eine geeignete Arznei finden können.

Mittelwahl nach begleitenden Symptomen

Ihrem Homöopathen sind noch weitere Symptome wichtig wie beispielsweise:

1. Begleitsymptome (Bauchschmerzen begleiten den Husten)
2. Schlafsymptome (Schlaf unerquicklich)
3. Gemütssymptome (Reizbarkeit bei Husten)
4. Als-ob-Symptome (Eine Gefühl, als ob Ameisen den Arm entlang krabbeln würden)

All diese Symptome haben wir für Sie der Einfachheit halber zusammengefasst, und wir erwähnen sie auch nur dann, wenn Ihnen dies die Mittelfindung erleichtern könnte.

Die Begleitsymptome beziehen sich immer nur auf die Krankheitsphase, nicht auf das Temperament der betreffenden Person, wenn sie gesund ist. In der Akuthomöopathie beobachten wir immer im Hier und Jetzt.

Haben Sie also weder eine Causa noch Kenntnis über Modalitäten, dann entscheiden Sie nach dem Kriterien der Begleitsymptome.

Mittelwahl nach Modalitäten

Ein weiteres Kriterium sind die Modalitäten eines Symptomes, also die Umstände, die es verschlechtern oder bessern. Sind diese Kriterien nicht sofort ersichtlich, dann fragt man die erkrankte Person, wonach sie sich sehnt, um ein Symptom zu lindern. So wird vielleicht ein Mensch, der unter Kopfschmerzen leidet, antworten, dass er am liebsten im Bett bleiben und sich die Decke über den Kopf ziehen möchte, einen anderen drängt es womöglich an die frische Luft. Wenn Sie keine Ursache der Symptomatik kennen, dann entscheiden Sie nach den Modalitäten, also: Was bessert, was verschlimmert?

Was bessert ein Symptom, was verschlechtert es?

Mittelwahl nach „bewährten Indikationen“ - Der homöopathische Quickie

Wenn keine weiteren Auswahlkriterien vorliegen oder Sie keine finden können, und selbst dann, wenn Ihnen die genauere Abstimmung Ihres Mittels aus irgendwelchen Gründen einmal nicht gelingen sollte, dann hält die Laienhomöopathie noch immer den eingebauten doppelten Boden für Sie bereit. Denn dann behandeln Sie einfach nach den „bewährten Indikationen“.

Was sind bewährte Indikationen?

„Bewährte Indikationen“ sind etwas gänzlich Unhomöopathisches. Wendet man Homöopathie nach „bewährten Indikationen“ an, dann darf man – und das vor allem als Laie – die Symptome betrachten, wie es ein Allgemeinmediziner tun würde. Man ließe die genauere und umfassende Beobachtung der Symptome einfach weg.

Tatsächlich waren es einst Allgemeinmediziner, die zwar homöopathische Arzneien anzuwenden versuchten, von der Theorie der homöopathischen Systematik jedoch nicht allzuviel verstanden. Sie verabreichten bei Husten ein Hustenmittel und bei Fieber ein Fiebermittel. So manch ein klassischer Homöopath mag hierüber seine Nase rümpfen. Doch sollten wir bei allem Standesdünkel nicht übersehen, dass im Laufe der Jahre auch auf diesem Gebiet ein großer Erfahrungsschatz entstanden ist. Diese Form der Homöopathie leistet wunderbare Dienste und kann wohl kaum besser am Platz sein als in der Laienhomöopathie.

Sollte Ihnen also eine genauere Bestimmung Ihrer Symptome beispielsweise bei Husten nicht möglich sein, dann schlagen Sie einfach die Tabelle für “Husten” auf. Hier, wie in jeder anderen Tabelle auch, haben wir für Sie jeweils diejenige Arznei rot markiert, die im Zweifelsfalle immer richtig ist: Das vielversprechendste Mittel für eine „bewährte Indikation“.

Sobald Sie sich für ein Mittel entschieden haben, machen Sie sich an die Auswahl der Potenz Ihres Mittels.

Die Wahl der Potenz

Hinter jedem homöopathischen Arzneimittel werden Sie jeweils einen oder zwei Großbuchstaben finden und dahinter eine Zahl:
Pulsatilla C 30.
Der Buchstabe steht dafür, in welchem Mischverhältnis die Arznei verdünnt wurde. Meist sind dies **D (1:10)** oder **C (1:100)**.
Die Zahl gibt Auskunft darüber, wie oft eine Arznei verdünnt wurde.

Generell können Sie sich merken:
Je organischer und akuter das Symptom ist, welches Sie behandeln möchten, desto tiefere Potenzen eignen sich dafür. (D 6, D 12 oder auch C 6, C 12).

Mit steigender Potenz steigt die Wirkungsdauer eines Mittels. Somit wirkt zumeist eine 30 er Potenz länger als eine 6 er Potenz.

Wenn Sie ein homöopathisches Arzneimittel in der Apotheke bestellen, so gehört die Angabe der Potenz immer hinzu.

Ein kleiner Tipp:
Die C 30 er Potenz gilt als eine sehr unverfängliche Potenz, auf die Babys, Tiere und Pflanzen nachweislich am besten reagieren. Sollten Sie also eines Tages Ihre Hausapotheke erweitern und sich der Potenz nicht sicher sein, so ist die C 30 stets eine gute Wahl.

In der Laienhomöopathie geht man in den meisten Fällen über eine Verdünnungszahl von 30 nicht hinaus. Die in diesem Buch empfohlenen Arzneien sind in ihren Potenzen bereits so ausgewählt, dass Sie sich gut für die hier behandelten Symptomatiken eignen, und Sie sich für den Anfang hierum noch keine weiteren Gedanken machen müssen.

Globuli, Tinktur, Tabletten oder Pülverchen?

Homöopathische Arzneien werden in einigen verschiedenen Darreichungsformen angeboten. Lassen Sie sich davon nicht verwirren. Unsere Hausapotheke enthält ausschließlich Globuli, weil sie den meisten Menschen schlichtweg am sympathischsten sind. Damit vermeiden wir beispielsweise auch das Problem mit dem in der Tinktur und den Dilutionen enthaltenen Alkohol. Kinder lieben diese kleinen Kügelchen, und selbst Babys kann man zwei oder drei Globuli schlecken lassen. Oft klebt ein Rest davon dann später am Lippenrand, was aber nichts bedeutet, denn durch das Schlecken wurde die Heilinformation des Mittels zuvor bereits aufgenommen.

Die verschiedenen Darreichungsformen sind im Kapitel "Häufige Fragen" kurz erklärt.

Wie viele Kügelchen soll man nehmen?

Üblicherweise versteht man unter einer Gabe 10 Globuli. Es ist hier nicht allzu wichtig, dass dies genau zehn Stück sind, neun oder elf sind auch in Ordnung. Gibt man mehr Kügelchen, dann wird sich die Mittelwirkung nicht verstärken.

Wie oft wiederholt man eine Mittelgabe?

In der Homöopathie gilt: *„Man erhöht die Wirkung eines Mittels durch die Häufigkeit der Gabe"*.

Dies erreicht man, indem man das Mittel häufiger gibt, sozusagen die Aufforderung zur Heilung öfters erteilt. Je akuter eine Beschwerde ist, desto häufiger wird man also ein Mittel geben. Und dann verringern die meisten Homöopathen die Menge der Kügelchen auf drei oder fünf Stück.

Wie lange sollte ein Mittel eingenommen werden?

Man nimmt ein Mittel, bis es wirkt – dies ist eine einfache Faustregel.

„Never touch a running system"

Der zentrale Leitgedanke der Homöopathie zielt darauf ab, dem Körper einen Heilreiz zu geben, ganz nach dem Motto: „Heh, du hast da ein Problem, beginne mal, es zu lösen". Ganz anders als in der Schulmedizin, in der Medikamente oftmals die Regie im körperlichen Geschehen übernehmen, bewirken die homöopathischen Arzneien eine schnellere und wirkungsvollere Reaktion der körpereigenen Abwehr. Zeigt diese dann erste Erfolge, ist eine weitere Mittelgabe nicht mehr notwendig, denn man hat das Ziel erreicht: der Heilprozess ist in Gang gesetzt worden, und der Körper braucht keine weitere Unterstützung.

Merken wir uns:

Ein Mittel gibt man so lange, bis es wirkt.

Wirkt ein Mittel, braucht es keine weiteren Gaben.

Erst, wenn die Mittelwirkung nachläßt, wiederholt man das Mittel.

Tauchen neue Symptome auf, ist dies ein Hinweis darauf, dass ein neues Mittel nötig ist.

Ausnahme: Besonders bei Schmerzen kann es sein, dass man ein Mittel häufig und hintereinanderweg einnimmt. Wir weisen an den entsprechenden Stellen auf spezielle Dosierungsmöglichkeiten hin.

Woran erkenne ich die Wirkung eines homöopathischen Arzneimittels?

Aus der Sicht der Homöopathie erkennt man die Wirkung eines Mittels nicht unbedingt daran, dass das Symptom verschwindet.

Sie erinnern sich: Dies wäre die Betrachtungsweise der Allgemeinmedizin. Die Wirkung eines Kopfschmerzmittels erkennt man am Einsetzen der Betäubung.

Für einen Homöopathen hat dies jedoch nichts mit Heilung zu tun. Er beobachtet vielmehr die Änderung der Symptomatik. Hier ist ein wenig Beobachtungsgabe gefragt, denn die Änderung der Symptomatik kann sich in vielerlei Hinsicht zeigen.

1. Eine Verbesserung des Allgemeinbefindens ist ein Zeichen, dass ein Mittel wirkt. So ist es möglich, dass der Schlaf nun wieder erholsam ist, dass der Appetit sich wieder einstellt, dass die Stimmung sich aufhellt, obwohl der Husten noch da ist.

2. Auch, wenn ein Symptom sich verändert hat, hat ein Mittel gewirkt. Am besten ist es hier, wenn sich ein Infekt in eine neue Phase entwickelt hat. Wenn sich beispielsweise aus dem trockenen Fieberstadium heraus endlich ein gesunder Schweiß einstellt, wenn aus der Frostphase eine Hitzephase wird, oder wenn aus einem dicklichen Schnupfen endlich ein klarer Fließschnupfen wird.

Hat ein Mittel gewirkt, beendet man die homöopathische Kur und lässt die letzte Gabe des letzten Mittels weiter wirken, oder man wählt nun ein Folgemittel, wenn weitere Symptome vorhanden sind.

Das Folgemittel

Ihr Folgemittel eruieren Sie ganz genauso wie Ihr Erstmittel. Beobachten Sie erneut die Symptome und wählen Sie anhand dieser Symptome sowie derer neuen und aktuellen Modalitäten und Charakteristiken wieder ein Mittel aus.

> **Beispiel:** Eine Mutter bemerkt bei ihrem Kind ein plötzliches und schnell ansteigendes Fieber und entscheidet sich aufgrund des plötzlichen Verlaufs für Aconitum. Das Fieber steigt bald nicht mehr weiter, und das Kind beginnt zu schwitzen. Damit hat Aconitum seine Wirkung getan. Die Mutter wartet nun ab. Am nächsten Morgen ist das Fieber noch immer im gesunden Rahmen, doch sie hört an der verstopften Nase des Kindes, dass sich nun ein Schnupfen einstellt. Ein Folgemittel ist nun gefragt. Sie sucht dieses nun für das neue Symptom, den Schnupfen.

Rekonvaleszenz

Homöopathen, aber auch die erfahrenen alten Ärzte legen bis heute viel Wert auf eine angemessene Phase der Rekonvaleszenz. Dies ist die Phase der Erholung nach einer Erkrankung, eine Phase der Wiederherstellung der Gesundheit, die notwendig ist, damit der Körper auch wirklich gesünder aus einer solchen "Trainingsrunde" der Körperabwehr hervorgeht. In dieser Zeit sind die Symptome abgeklungen, der Körper jedoch ist noch geschwächt und in dieser Zeit für Rückfälle gefährdet. In der Homöopathie gibt es ganz vorzügliche Rekonvaleszenzmittel, die wir Ihnen in einem gesonderten Kapitel auf den Seiten 130 - 132 vorstellen.

Zusammenfassende Checkliste für eine Mittelwahl

1	Beschwerden genau beobachten	
2	Symptom auswählen	Husten
3	Kennen Sie die Causa?	War der Husten vielleicht Folge einer Verkühlung oder einer Überanstrengung? Lesen Sie im Kapitel der häufigsten Causaen nach. Sollten Sie eine Causa finden, dann haben Sie Ihr Mittel bereits gefunden.
4	Sie kennen die Causa der Erkrankung nicht wirklich	Behandeln Sie dann nach den Modalitäten. Beobachten Sie, was Ihre Beschwerden verbessert oder verschlimmert. Fragen Sie sich, wonach Sie sich sehnen (frische Luft, warme Decke etc.)
5	Sie können keine Modalitäten erkennen	Dann suchen Sie nach weiteren Charakteristiken Ihres Symptomes. Ist der Husten trocken oder gelöst, ist er von Schmerzen begleitet?
6	Sie können auch keine Charakteristiken erkennen	Dann behandeln Sie ganz einfach nach den „bewährten Indikationen". Wählen Sie das Hauptmittel für Husten, Sie finden es farblich gekennzeichnet in der Tabelle.
7	Wenden Sie Ihr Mittel an	Nehmen Sie Ihr Mittel so lange, bis es wirkt.
8	Warten Sie ab, bis es wirkt	Sobald Ihr Mittel wirkt, brauchen Sie es nicht zu wiederholen.
9	Folgemittel	Warten Sie auf neue Symptome und, eruieren Sie erneut ein aktuelles Mittel
10	Rekonvaleszenzmittel	Beenden Sie Ihre homöopathische Kur mit einem Rekonvaleszenzmittel.

Wie reagiert der Körper auf homöopathische Arzneien?

Homöopathische Arzneien wirken vollkommen anders auf unseren Körper. Sie nehmen auf die Heilung gänzlich anders Einfluß, als allgemeinmedizinische Mittel dies tun. Es ist möglicherweise nicht immer ganz leicht, ein homöopathischer Patient zu sein. Denn unsere Erfahrungen, dass beispielsweise die betäubende Wirkung eines Kopfschmerzmittels binnen einer Viertel Stunde einsetzt, können wir auf die Homöopathie so nicht übertragen.

Es mag Situationen geben, in denen die Globuli eine prompte und erstaunliche Wirkung an den Tag legen, doch dies ist nicht die Regel und sollte auch nicht im Mittelpunkt dessen stehen, was wir von ihnen erwarten.

Ziel der Homöopathie ist es, den Körper dazu zu bringen, seine Heilung wieder selbst in die Hand zu nehmen, denn eine solche Heilung ist tief greifend und dauerhaft. Wie lange der Körper benötigt, um auf eine homöopathische Arznei zu reagieren, ist individuell und kann nicht vorhergesagt werden. Jede Arznei hat ihr eigenes Tempo, jeder Körper ebenso. Es ist vollkommen in Ordnung, wenn der Körper nach zehn Minuten oder einer halben Stunde reagiert. Bei manchen Mitteln bemerkt man die Wirkung erst am nächsten Tag oder in den nächsten Tagen.

Manchmal beobachten wir uns gründlich, können aber dennoch keine Reaktion feststellen. Das bedeutet dann nicht, dass das Mittel nicht wirkt, es bedeutet nur, dass wir die Reaktion unseres Körpers darauf nicht wahrnehmen können. Es gibt sogar Mittel, bei denen eine unmittelbare Reaktion nicht zu erwarten ist, diese zeigt sich dann vielleicht daran, dass dafür das Folgemittel eine stärkere Reaktion zeigt. Kurz und gut: Seien Sie nicht allzu ungeduldig mit sich.

Vielen meiner Patienten hilft es, wenn sie sich ein Büchlein anschaffen, um darin ihre Mitteleinnahmen zu notieren: Die Zeiten der Einnahme, die Reaktionen und die möglichen Reaktionen des Körpers: Das sind die, bei denen man sich anfangs noch nicht so sicher ist, ob sie nun tatsächlich Reaktionen auf eine Arznei sind, oder ob sie ohne Arzneianwendung nicht auch aufgetreten wären.

Hat man solche Aufzeichnungen, dann fällt es besonders in der Rückschau leicht, die Reaktionen zu erkennen.

Ich bekomme oft Anrufe, in der mir ein Patient sagt, er könne keine Reaktion auf das eine oder andere Mittel feststellen. Ich schaue mir dann die Anamnese dieses Patienten an und frage ihn nach den einzelnen Beschwerden, die ich mir nur wenige Wochen zuvor notiert hatte. „Was? Das alles hatte ich? Nein, das ist jetzt alles weg" – so oder so ähnlich ist oft die Antwort.

Sollten Sie anfangs also ein wenig verunsichert sein, ist das nicht weiter schlimm. Notieren Sie sich Ihre Beschwerden, Ihre Mittel und Ihre Reaktionen. In der Rückschau erkennen Sie dann Ihre Fortschritte. Und alles weitere bringt dann die Zeit, denn wir lernen immer besser, uns „homöopathisch" zu beobachten. Zur besseren Orientierung möchte ich Ihnen die wichtigsten körperlichen Reaktionen auf homöopathische Arzneien in der Reihenfolge ihres Auftretens beschreiben:

Die verschiedenen Heilreaktionen des Körpers

Diese sind übrigens nicht nur Reaktionen auf homöopathische Arzneien. Wann immer im Körper ein Heilungsprozess abläuft – und das geschieht ja gewöhnlich auch ohne eine besondere Aufforderung – werden wir eine oder mehrere dieser Reaktionen an uns beobachten können. Befinden wir uns aber auf dem Weg in eine Abwehrreaktion hinein, werden wir also gerade „krank", dann kann jeweils das Gegenteil der jeweiligen Reaktionen stattfinden.

Allgemeinbefinden

Ändert sich das Allgemeinbefinden, dann können Sie sicher sein, dass Ihr Körper auf die homöopathische Arznei reagiert. Beobachten Sie Ihre Spannkraft, den Erholungswert Ihres Schlafes, Ihren Appetit, Ihre Lebensfreude. Am Ende einer Arzneiwirkung werden Sie sich viel wohler fühlen. Während des Heilprozesses an sich ist es wahrscheinlicher, dass Ihr Körper Sie in den „Kokon" holt, dass er sich von Trubel und Streß zurückzieht, Ruhe einfordert und Zeit zur Besinnlichkeit.

Emotionales Befinden

Gleich nach dem Allgemeinbefinden ändert sich auch der Gemütszustand. Viele Menschen sind schon viel zu sehr in ihre äußeren Angelegenheiten involviert, so dass sie fast schon verlernt haben, auf ihr emotionales Befinden zu achten. Dies wieder vermehrt zu tun wäre ein guter Vorsatz, der uns auch unabhängig von der Homöopathie gut tun würde.

Vielleicht ist dieser Tipp hilfreich für Sie: Übernehmen Sie die Skala, wie sie für Schulzensuren verwendet wird – von eins plus bis sechs. Notieren Sie jeden Morgen gleich nach dem Erwachen diejenige Note, die Sie Ihrem Gefühlszustand verleihen würden. Beobachten Sie die Veränderungen. Achten Sie auch auf veränderte Gefühle oder das Auftauchen neuer. Manchmal ist es tatsächlich so, dass uns vor Wut die Luft weggeblieben war, bevor wir einen Husten entwickelten. In diesem Fall kann es sein, dass diese Wut sich erst einmal Luft hätte machen müssen, damit der Husten nicht mehr notwendig gewesen wäre. Bleiben wir also zurückhaltend mit Bewertungen. Auch ein Heulkrampf kann sehr heilend sein, und es ist unter der Einwirkung eines homöopathischen Arzneimittels immer damit zu rechnen, dass körperliche Symptome sich mit ihren emotionalen Ursachen zeigen. In diesem Fall kann der Körper gar nicht in die Heilung kommen, ohne diese emotionalen Ursachen zuvor zum Ausdruck zu bringen. Stellen Sie sich in einem solchen Fall nicht gegen Ihre Gefühle, sondern: Lehnen Sie sich zurück, und staunen Sie lächelnd über sich selbst.

Entgiftungsreaktionen

In vielen Fällen führt die Selbstheilung des Körpers zunächst über eine Entgiftung. Die geht natürlich nicht unbemerkt an uns vorbei. Der Körper hat mehrere Möglichkeiten, um zu entgiften:

Entgiftung über die Harnwege:
In diesem Fall werden wir einen vermehrten Harndrang verspüren, vermutlich auch mehr Durst haben.

Entgiftung über den Darm:
Auch über den Darm kann der Körper entgiften. Es ist möglich, dass wir häufigeren Stuhlgang haben, es ist auch möglich, dass der Stuhl sich vorrübergehend verändert.

Schweiß im Schlaf
Nachts ist die Zeit, in der der Körper ohnehin entgiftet. Einen Großteil dieser Arbeit verrichtet er über die Lungen. Reicht ihm dieser „Ausweg" nicht, dann schwitzt er seine täglichen Stoffwechselgifte einfach aus. *Ärgern Sie sich also nie wieder über nächtlichen Schweiß – bewundern Sie stattdessen die klugen Strategien Ihres Körpers.*

Wenn die Symptome wandern

Der Körper heilt von oben nach unten und von innen nach außen.

Wenn der Körper heilt, dann können Beschwerden wandern. Sie tun dies entweder von innen nach außen oder von oben nach unten. Hauterkrankungen nehmen häufig einen solchen Weg. Da mögen die Ekzeme an den Ellenbogen verschwinden, dafür aber an den Handgelenken oder den Kniekehlen wieder auftauchen. Auch bei Gelenkerkrankungen kennen wir ein solches Wandern. Es können auch gänzlich andere Symptome auftreten. So wird manch ein Migräneanfall durch eine Harnflut gebessert. *Solange die Beschwerden die Heilungsrichtung einhalten, findet Heilung statt!*

Denken Sie in einem solchen Fall also nicht, es kämen weitere Beschwerden hinzu. Beachten Sie, dass der Körper immer einen Weg benötigt, um zu heilen, deshalb wird er sich einen solchen auch stets suchen.

Bei den Erkältungsbeschwerden wird der Körper seinen Heilungsweg eher über die weiter oben beschriebenen Maßnahmen wählen. Doch auch hier kann man oft die Wanderungstendenzen erkennen. Aus einem Kitzelhusten wird im Verlaufe des Erkrankens ein tief sitzender Husten, der sich im Heilungsprozess dann wieder weiter nach außen entwickelt.

Hautreaktionen

Auch Reaktionen der Haut zählen zu den Entgiftungsmaßnahmen. Treten sie als Reaktion auf eine homöopathische Arznei auf, dann sind sie nur vorrübergehend und werden bald von selbst wieder verschwinden.

Abspulen alter Symptome

Manche Beschwerden entstehen nicht unmittelbar, sondern erst im Verlaufe verschiedener vorhergehender Beschwerden. Ein typisches Beispiel mögen hier unterdrückte Hautauschläge sein. Findet eine solche Unterdrückung wiederholt statt, dann verschwinden sie, dafür wird jedoch ein anderes, weiter innen gelegenes Organ Beschwerden bereiten. Für die Haut „springt" oft die Lunge ein. Unterdrückt man Heilversuche der Lunge, dann springt oft der Darm ein.

Eine Heilung kann in diesem Fall dann begleitet sein durch das Auftreten solcher alter Beschwerden in umgekehrter Reihenfolge ihres Erscheinens.

Ein Beispiel: Herdgeschehen

Ein Herdgeschehen ist eine kleine, nicht wirklich akute, chronische Entzündung, die irgendwo im Körper angesiedelt ist. Wurzelbehandelte Zähne beispielsweise haben eine Neigung, ein solches Herdgeschehen zu entwickeln. Der Körper bildet hier dummerweise Toleranzen, anstatt mit einem ordentlichen, örtlich umschriebenen Entzündungsprozeß zu reagieren.

Ein solcher Herd kann oft schon seit Jahren bestehen, ohne dass er nennenswerte Beschwerden verursacht. Die Entzündung aber findet statt und sendet ihre Abfallprodukte über Blut- und Lymphbahnen in entferntere Regionen.

So sagten die alten Ärzte noch: Ein Herd wandert über Herz und Nieren in die Gelenke. Der Weg in die Krankheit ist hier schleichend. Eine Schwächung der Spannkraft findet hier kaum spürbar statt, so dass manche Menschen fürchten, sie würden langsam "alt". Die Nieren können nicht mehr optimal entgiften. Stoffwechseltoxine verschlacken nach und nach den ganzen Organismus. Wir fühlen uns müde, und die körperliche Leistungsfähigkeit läßt nach. Schließlich muß der Körper sich etwas einfallen lassen, um die Stoffwechselgifte, die er nun nicht mehr loswerden kann, irgendwo zu lagern. Die Gelenke sind ein dafür bevorzugter Ort. So mögen die Gelenke schmerzen, später daraus gichtartige Beschwerden entstehen, oder einseitige Beschwerden des Knies.

Wählt man nun eine homöopathische Arznei zur Behandlung eines auf diesem Wege erkrankten Gelenkes, dann kann eine Heilung nur stattfinden, wenn die ursprüngliche Erkrankung ausgeheilt ist. Es ist also möglich, dass die Reaktion des Körpers dann nicht die unmittelbare Heilung der Kniebeschwerden ist, sondern die Heilung der Ursache für diese Kniebeschwerden, nämlich des entzündeten Zahnes. Er wird bestrebt sein, über eine akute Entzündung diesen Herd zu heilen.

Anhand eines solchen Beispiels mag deutlich werden, weshalb hier Kniewickel nicht mehr wirklich helfen können. Gleichzeitig aber sehen wir, welche Intelligenz hinter all unseren Beschwerden steckt. Ein solches Herdgeschehen ist eine chronische Erkrankung und sollte von einem klassischen Homöopathen begleitet werden. Er kennt die Heilreaktionen des Körpers genauestens und kann den Körper in seiner Heilung präzise unterstützen.

Erstverschlimmerung

Manchmal paßt eine von uns gewählte homöopathische Arznei besser, als wir vielleicht beabsichtigt hatten. Ein andermal „stürzt" sich unser Körper vielleicht regelrecht auf den Heilimpuls, den wir ihm geben. Dann kann es zu einer Erstverschlimmerung unserer Beschwerden kommen. Sie wird nach kurzer Zeit schon wieder vorbei sein.

Eine Erstverschlimmerung ist selten. Tritt sie auf, dann ist sie immer ein Zeichen dafür, dass Sie Ihr Mittel ganz ausgezeichnet gewählt haben. Für die Homöopathen gilt die Erstverschlimmerung als Vorbote einer anschließenden vollkommenen Heilung der Beschwerden.

Sehr wenige Menschen reagieren besonders stark auf homöopathische Arzneien und entwickeln so auch häufiger eine Erstverschlimmerung. Für sie ist eine Abschwächung der Arzneien durch „Verkleppern" anzuraten.

Gar keine Reaktion

Es kommt nur selten vor, dass wir keine Reaktion auf eine Arznei bemerken. Entweder können wir sie nicht wahrnehmen oder wir haben das Mittel zu selten gegeben, oder aber: Es war schlichtweg das falsche Mittel.

Das bedeutet nicht, dass Sie etwas falsch gemacht haben oder Ihr Mittel gar fehlerhaft ausgewählt haben. Es bedeutet einfach nur: Ihr Körper reagiert darauf nicht. Das kommt auch nach den optimal ausgewählten Mitteln einmal vor, auch Ihrem Homöopathen kann das ausnahmsweise mal so ergehen.

Ihr Körper spricht einfach nicht auf dieses eine Mittel an, und das zeigt uns, wie wunderbar unberechenbar er ist, und wie lebendig und eigenständig eine Heilung tatsächlich ist. Bieten Sie in diesem Fall Ihrem Körper einfach ein anderes passendes Mittel an.

Sollten Sie wiederholt nicht auf eine homöopathische Arznei ansprechen, dann wechseln Sie die Potenz. Probieren Sie aus, auf welche Potenzen Sie gut reagieren. Variieren Sie die Häufigkeit der Gaben.

Sehr, sehr selten kommt es vor, dass einzelne Arzneimittel keine Kraft haben. Dann reagieren verschiedene Personen auf dieselbe Arznei allesamt gar nicht. Das kann an der Herstellung liegen oder auch an falscher Lagerung. Wieder zeigt sich hier die Lebendigkeit dieser wunderbaren Heilmittel. Werfen Sie ein solches Mittel weg, und schaffen Sie sich ein neues an.

Die Arzneimitteltabellen und wie Sie diese handhaben

Am Ende der jeweiligen Kapitel zu den einzelnen Erkältungssymptomen finden Sie Übersichtstabellen zur schnellen Mittelfindung. Mit Hilfe dieser Tabellen können Sie ohne jedes Vorwissen Ihr Mittel eruieren und entsprechend anwenden. Bevor Sie sich in die erste homöopathische Arzneimitteltabelle dieses Buches vertiefen, möchten wir Ihnen einige Tipps geben, wie diese Tabellen zu lesen sind.

Symptome
Es gibt immer zahlreiche Arzneimittel, die auf ein oder mehrere Symptome oder umgekehrt zutreffen können. Wichtig ist für Sie lediglich die Kenntnis, dass schon bei nur einem zutreffenden Symptom das entsprechende Mittel gefunden ist. Es dürfen aber auch gerne mehrere Symptome zutreffen.

Charakteristiken
Ähnliches gilt für die Charakteristiken. An einigen Stellen haben wir außerdem speziell auf Kindermittel hingewiesen. Das bedeutet aber keineswegs, dass diese Mittel für einen Erwachsenen nicht geeignet wären.

Potenzen
Wir haben bewusst auf die Nennung der Potenzen verzichtet, weil für die Mittel der Aponeo-Hausapotheke bereits entsprechende Potenzen ausgewählt sind. Eine Aufstellung finden Sie auf Seite 133. Haben Sie zu Hause bereits ein oder mehrere dieser genannten Mittel aber nicht in den von uns genannten Potenzen, dann können Sie diese selbstverständlich auch verwenden.

Die Mittelwahl kommt immer vor der Potenzwahl

In der Homöopathie kommt die Mittelwahl immer vor der Potenzwahl, die oftmals auch „Geschmackssache" sein kann.

Wunderwerk Immunsystem

Wie unser Körper insgesamt ist das Immunsystem ein wahres Wunderwerk. Es ist in jedem Augenblick unseres Lebens im Einsatz. Es gehört wie unser Herz und unsere meisten Organe dem Vegetativum an, das bedeutet: Es denkt, entscheidet und arbeitet selbstständig. Dies ist der Grund dafür, dass Heilprozesse stets mit größter Verlässlichkeit stattfinden.

Für die Heilung ist immer unser mmunsystem zuständig.
Die Homöopathie unterstützt das Immunsystem bei seinen Heilprozessen

Immunsystem - Der innere Arzt

Ohne das Mitwirken unseres Immunsystems ist eine Heilung nicht möglich. Wenn Menschen „heilen" möchten, dann meinen sie damit, dass sie das Immunsystem und die Selbstheilungskräfte unterstützen wollen, denn der wahre Arzt sind nicht wir selbst, sondern unsere Körperintelligenz, die stets bestrebt ist, unsere Gesundheit dauerhaft wiederherzustellen und zu sichern.

Wann immer wir heilen möchten, sollten wir also zunächst verstehen, wohin die Anstrengungen unseres Körpers gehen, damit wir ihm nicht entgegenarbeiten, sondern ihn unterstützen können.

Die Strategie des Körpers

Unser innerer Arzt verfügt über eine klare Strategie, die in vier Phasen stattfindet:

1. Gesundheitserhaltung und Vorbeugung
2. Reparatur
3. Heilung
4. Erholung - Rekonvaleszenz

Die Strategie unseres inneren Arztes ist immer gleich

1. Gesundheitserhaltung und Vorbeugung

Durch die stille Abwehr wird unser Körper geschützt

Unser Körper ist nicht nur intelligent und ständig bemüht, sich zu reparieren, er setzt sich auch pausenlos mit unserer Umwelt und den in ihr befindlichen gesundheitsschädigenden Kräften auseinander. Denn sein eigentliches Anliegen ist nicht die Abwehr von Krankheiten, sondern die Prophylaxe: Die Vorbeugung gegen Krankheiten.

Die Werkzeuge unserer Abwehr sind die Abwehrschranken und ein perfektes Signalsystem, welches aktiviert wird, sobald die Aufrechterhaltung dieser Abwehrschranken nicht gewährleistet scheint.

> Unser Körper verwaltet etwa 1 Billion Mikroorganismen verschiedener Zelltypen, viele davon gelten als Krankheitserreger. Sie schaden ihm überhaupt nicht, solange das Immunsystem fehlerfrei arbeiten kann. 99% dieser Abwehrleistungen verlaufen still, und wir bemerken sie nicht.

2. Reparatur

Muss sich in seltenen Fällen unser Körper intensiver mit Krankheitserregern auseinandersetzen, dann wird aus der stillen Abwehr eine laute Abwehr. Das geschieht immer dann, wenn

1. ein Krankheitserreger, den wir nicht in unserer Datenbank gespeichert haben, eine unserer Abwehrschranken durchdringt,
2. oder aber, wenn die Anzahl der Erreger besonders hoch ist,
3. oder, wenn unsere Abwehrschranken nicht richtig funktionieren,
4. oder, wenn unsere Abwehr geschwächt ist.

In beiden letzteren Fällen können wir auch sagen, dass unser Körper sich unserem Gemüt, unseren aktuellen Themen anpasst. So könnte es sein, das unverarbeitete Dinge, die uns emotional belasten, auf körperlicher Ebene zum Ausdruck kommen. Eine Schwächung unserer Lebensfreude löst immer auch eine Schwächung des Immunsystems aus.

In jedem Fall ist dies der Moment, in dem wir überhaupt erst feststellen, dass unsere Abwehr aktiv ist. Im Gegensatz zur stillen Abwehr nehmen wir die laute Abwehr wahr:

Wenn die laute Abwehr einsetzt, läuft der Heilprozess auf vollen Touren

Wir fühlen uns müde:
Unser Körper konzentriert seine Energie nun nicht mehr länger auf äußere Aktivitäten. Er hat all seine Aufmerksamkeit nach innen gerichtet, deshalb stellt er äußere Aktivitäten ein.
Er signalisiert uns, dass wir Ruhe brauchen. Geben wir diesem Bedürfnis nach, dann unterstützen wir damit auch unsere Abwehr.

Wir fühlen uns appetitlos:
Es kostet Kraft, zu verdauen. Ist unsere Abwehr in Alarmbereitschaft, dann verzichtet der Körper vorrübergehend darauf, sich mit der Verdauung zu befassen. Die hier gesparte Energie hat er dann für die Abwehr zur Verfügung.

Wir fühlen uns fiebrig:
Egal, ob Bakterien oder Viren, unser Körper weiß genau, mit wem er es zu tun hat, und was diesem Eindringling gut tut und was nicht. Offenbar weiß er auch, dass diese Krankheitserreger sich am besten bei normaler Körpertemperatur vermehren können. Deshalb entzieht er sie ihm einfach.

> Bakterien sterben schon ab 38 Grad ab, Viren meist bei höheren Temperaturen, manche sogar erst ab 40 Grad. Je nach Bedarf erhöht unser Körper also die Temperatur und entzieht damit den Krankheitserregern gezielt die Lebensgrundlage.

Rötung – Weitstellung der Gefäße
Unser Körper will ganz sicher gehen, dass sich Krankheitserreger nicht irgendwo verstecken können. Das tun sie beispielsweise gern in Blutgefäßen, die vorrübergehend nicht in Betrieb sind. Jeder hat solche Blutgefäße, die „außer Betrieb" sind. Das kann man schnell feststellen, wenn man solange gezielt an einer Stelle rubbelt, bis eine Rötung eintritt. Durch diese Reizung öffnen sich Blutgefäße, die zuvor nicht wirklich etwas zu tun gehabt haben.
Im Erkrankungsfall öffnet er solche Gefäße selbstständig, er stellt sie weit, um auch hier gründliche Arbeit leisten zu können.

Wir fühlen uns benommen - der Kokon
Kaum ein Mensch kann sich, wenn er krank ist, noch genauso gut konzentrieren, wie es ihm im gesunden Zustand möglich ist. Tatsächlich greift der Körper auch hier auf Ressourcen zurück. Im Falle der Alarmbereitschaft interessiert er sich schlichtweg nicht mehr so sehr für die Belange der äußeren Umgebung. Durch den Rückzug aus dem alltäglichen Trubel wird eine Situation der Besinnlichkeit geschaffen, die der emotionalen Verarbeitung unserer aktuellen Themen dient.

3. Etappen der Heilung

Die Frühzeichen - Vorstadium einer Erkrankung

All diese Veränderungen finden statt, noch bevor wir „richtig krank" werden. Wenn wir auf diese Signale hören und dem Körper jetzt die notwendige Ruhe gönnen, wäre dies eine tatsächliche Unterstützung!
Früher, als man Krankheiten noch wesentlich mehr fürchtete als heutzutage, achtete man sehr auf diese Frühzeichen und gab den körperlichen Signalen nach. Heute ist dies in den Hintergrund getreten. Gewöhnlich werden die Frühzeichen ignoriert. Unsere Abwehr kann dann nicht effizient arbeiten, so dass sie weitere Maßnahmen einleitet.

Anfang einer Erkrankung

In der Anfangsphase einer Erkrankung, in der wir bereits alle Symptome einer „lauten Abwehr" spüren, stellen sich – je nach Eintrittsort und Ausweitung der Erreger – örtliche Symptome ein, je nachdem, welche Schleimhäute des Abwehrsystems betroffen sind.

Nase

Am Anfang eines Erkältungseffekts wird der Körper bestrebt sein, all seine Abwehrschranken in Alarmbereitschaft zu versetzen. Insbesondere die Nasenschleimhäute werden anschwellen, während die dortigen Stoffwechselvorgänge sich vermehren und konzentrieren.

Hals

Reicht dies nicht aus und bemerkt der Körper ein weiteres „Eindringen" von Krankheitserregern, beispielsweise im Hals, so wird er mit erhöhter Aktivität auch in den Schleimhäuten des Halses reagieren.

Bronchien

Dringen die Erreger weiter in die Bronchien vor, so reagieren auch die dortigen Schleimhäute – wir befinden uns im Anfangsstadium eines Hustens, der sich nun vermutlich noch trocken und ungelöst anfühlen wird. Das ist auch vollkommen in Ordnung, denn ein „junger" Husten muss sich noch nicht lösen.

Der Höhepunkt einer Erkrankung

Je nach dem individuellen Abwehrtempo wird das Abwehrgeschehen manchmal in wenigen Stunden, zumeist jedoch erst nach etwa drei Tagen einen Höhepunkt erreichen, um anschließend wieder abzuklingen.

Die Schleimbildung ist nun am höchsten, der Körper will ihn loswerden. Wenn wir ausreichend trinken, dann wird der Schleim sich lösen und gut abhustbar sein.

Das Spätstadium einer Erkrankung

Nachdem eine Abwehrleistung ihren Höhepunkt erreicht hat, nimmt sie allmählich wieder ab. Husten beispielsweise quält nun nicht mehr so sehr. Er wird seltener, und allmählich „trocknet" er auch wieder ein.

4. Die Rekonvaleszenz

Nach einer bewältigten Erkrankung benötigt der Körper eine Ruhephase, nach der er dann gestärkt aus einem Infekt hervorgeht. Das nennt man die Zeit der Rekonvaleszenz. In dieser Zeit ist die Abwehr besonders geschwächt.

Kinder gehen aus Infekten meist mit einem Entwicklungsschub hervor

Man sollte sich unbedingt noch eine Weile schonen und abwarten, bis auch das letzte Schwächegefühl und Ruhebedürfnis gänzlich vergeht.

Räumt man dem Körper eine solche Zeit der Neuordnung nicht ein, dann kann es sein, dass man ihm die Chance nimmt, die Erfahrungen des gerade beendeten Abwehrprozesses gewinnbringend auszuwerten. Die Stärkung der Abwehr bleibt dann leider aus und oft sind Folgeinfekte notwendig, um die Abwehrkraft zu stärken.

Der Körper benötigt einen Infekt, um entweder eine biologische „Abwehrlücke" zu schließen, oder aber, um seelische Prozesse zu unterstützen.

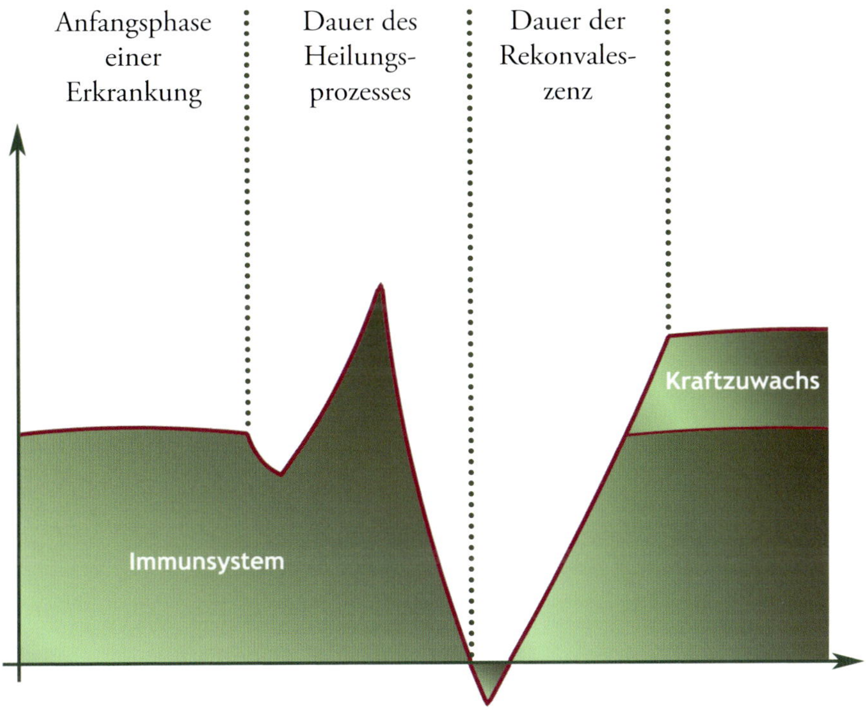

Die obenstehende Grafik zeigt, dass der Anfang einer Erkrankung immer mit einer Schwächung des Immunsystems einhergeht. Über die Dauer des Heilprozesses wird dann unsere Abwehr extrem hochgefahren, um am Ende dieser Phase regelrecht im Keller zu landen. Die meisten Menschen wissen nicht, dass sie sich zu diesem Zeitpunkt eigentlich schon wieder gesund fühlen und die Symptome mehr oder weniger abgeklungen sind, der Körper nun jedoch geschwächter als vor der Erkrankung ist und somit wesentlich anfälliger für Rückfälle oder neue Infekte. Hält man die Dauer der Rekonvaleszenz von ungefähr 1 bis 2 Wochen nun ein, erfährt das Immunsystem anschließend einen deutlichen Kraftzuwachs. Im Falle einer Behandlung mit antibiotischen Medikamenten bleibt dieser Kraftzuwachs aus.

Grenzen der Selbsthilfe

Jeder Mensch kennt die ihm eigenen Symptomatiken und deren „Schweregerade" bei Erkrankungen recht gut und spürt daher schnell, wann die Selbsthilfe an ihre Grenze gelangt ist. Gleiches gilt für das familiäre Umfeld: Eine Mutter kennt ihre Kinder und ihren Partner und weiß meist einzuschätzen, wann auch hier die Selbsthilfe nicht mehr ausreicht. Viele von Ihnen kennen das sicherlich: Es stellt sich ein mehr oder weniger deutliches, inneres Alarmsignal ein, meist dann, wenn sich die gewohnten Verläufe des Heilprozesses nicht einstellen wollen und das Allgemeinbefinden des Kranken sich über das vertraute Maß hinaus verschlechtert.

Verlassen Sie sich immer auf Ihr inneres Alarmsignal!

Ob Sie nun zu schulmedizinischen oder homöopathischen Mitteln gegriffen haben: Die Grenzen sind in beiden Fällen immer die Gleichen. Vertrauen Sie an dieser Stelle Ihrer inneren Stimme, und suchen Sie einen Arzt oder Heilpraktiker auf.

Hat sich Ihr inneres Alarmsignal einmal zu früh gemeldet, so macht das auch nichts. Sie haben dann eine beruhigende Diagnose, und können zu Hause getrost zur Selbsthilfe zurückkehren.

Bitte zögern Sie nicht, mit einem kranken Säugling sofort einen Arzt oder Heilpraktiker aufzusuchen.

Ein solcher Winzling verfügt noch nicht über ausreichende Abwehrkräfte, sein Immunsystem ist noch nicht trainiert.
Deshalb sollten Krankheiten kleiner Babys immer von einem Arzt oder Heilpraktiker begleitet werden.

Keine Angst vor Antibiotika!

Hat sich Ihr Alarmsignal zu Recht eingestellt, und der Körper findet einmal nicht aus eigener Kraft oder aber nur mit großem Leidensdruck in die Genesung zurück, ist die Gabe von Antibiotika durchaus ein probates Mittel, in manchen Fälle sogar eine lebensrettende Maßnahme. Sie sollten nur bedenken, dass es nach dem Einsatz von Antibiotika oft zu Rückfällen oder aber zu neuen Infekten kommt. Das liegt daran, dass der Kraftzuwachs, den unser Immunsystem nach jedem durchgemachten Infekt erfährt, nach Antibiotikagaben ausbleibt. Der Körper erkrankt dann erneut, um diesen Kraftzuwachs doch noch zu erzielen.

Antibiotika wirken schnell und wirksam, indem sie die krankheitsauslösenden Bakterien abtöten oder ihr Wachstum hemmen. Leider führen sie aber auch sehr häufig zu Störungen der Darmflora und somit zum Auftreten von Pilzinfektionen.

Das liegt hauptsächlich daran, dass nicht nur die krankmachenden Bakterien bekämpft werden, sondern auch wichtige Verdauungsbakterien Diese Bakterien „fressen" Pilze. Wenn sie nicht mehr in ausreichender Menge zur Verfügung stehen, können sich Pilze ungehindert vermehren. Bauen Sie also ihren Darm nach der Behandlung mit Antibiotika über einen Zeitraum von 2 bis 4 Wochen allmählich wieder auf. Da sich Pilze ausgesprochen gerne von Zucker ernähren, verzichten Sie in dieser Zeit weitestgehend auf Süßes.

Die milchsaure Verdauung ist immer die gesündere und schonungsvollere. Unterstützen Sie den Darm durch einen Löffel Naturjoghurt vor jedem Essen, schließen Sie die Mahlzeit mit einem Stück Käse ab. Wer mag, sollte jeden Morgen ein wenig Karottensaft auf nüchternen Magen trinken. Die Karotte ist Spezialistin für die Zellerneuerung und unterstützt so auch die Regeneration der Darmflora.

Verzichten Sie möglichst auf Fleisch, denn hier kommt es bei der Verdauung zur Fäulnisbildung, was Ihren Darm jetzt nur unnötig belastet.

Stellen Sie sich Ihren Darm wie ein Biotop vor, in dem Sie langsam und behutsam wieder die richtigen Pflanzen anbauen.
Milchsaure Nahrungsmittel sind Ihre Kräuter!
(Sauerkraut, Salz- und Dillgurken, Kefir, Buttermilch, Joghurt, Käse, Käse und nochmals Käse)

Alles, was Fäulnis erregt, ist Ihr Unkraut!
Ist Ihr Beet erst einmal richtig angelegt und sichtbar im Wachstum, dann stört auch das Unkraut nicht mehr, und es darf gerne wieder Currywurst sein.

Stellt sich nach der Behandlung mit Antibiotika eine Scheidenpilzinfektion ein, so ist hier der gleiche Effekt wie im Darm aufgetreten: Das Scheidenmilieu verfügt nicht mehr über ausreichende Bakterien, die die Pilze „fressen". Um das System wieder in die Balance zu bringen, gibt es ein bequem anzuwendendes fertiges Präparat, die sogenannten Döderlein-Zäpfchen. Die Wirkungsweise dieses Medikaments entspricht genau der eines in Joghurt getränkten Tampons, der aber aufwändiger zu handhaben ist.

Homöopathisch ausleiten

Restbestände des Antibiotikums verbleiben für eine sehr lange Zeit im Organismus, wenn sie nicht ausgeleitet werden. Das liegt unter anderem daran, dass es sich bei Antibiotika um für den Körper völlig unbekannte Stoffe handelt und er deshalb nicht weiß, was er mit ihnen tun soll.

Die homöopathische Kur ist hier denkbar einfach:

Nux Vomica C 30, vier Wochen lang einmal die Woche 10 Globuli

Sollten sich in den Monaten nach einer Antibiotikabehandlung Allergien zeigen, suchen Sie bitte einen Heilpraktiker auf!

Die verschiedenen Beschwerden bei Erkältungskrankheiten

Fieber

Das Heilbestreben des Körpers

In naturheilkundlicher Anschauung ist Fieber keine Krankheit, wie man landläufig annimmt, sondern eine wichtige und hochwirksame Heilmaßnahme des Körpers. Krankheitserreger sind nämlich sehr hitzeempfindlich. Gedeihen sie optimal bei normaler Körpertemperatur, so kann ein Temperaturanstieg von nur einem oder einem halben Grad Celsius sie schon zerstören. Welch kluge Gepflogenheit der menschlichen Abwehrmechanismen, dem „Feind" ganz einfach das ihm lebenswichtige Terrain zu entziehen – eine Milieukriegstaktik im raffiniertesten Sinne. Verläuft ein Fieber gesund und wird vom Menschen unterstützt, so ist es schlicht als die präziseste aller biologischen Heilreaktionen anzusehen.

Temperaturen bis zu 37,5 C gelten als normal, bis 37,9 C als erhöhte Temperatur, und darüber als Fieber

Ein Fieber zu „bekämpfen" oder zu unterdrücken ist daher grundsätzlich kein sehr kluger Gedanke. Die Homöopathie ist vielmehr bestrebt, den Körper im Fieberschub zu unterstützen. Um zu verdeutlichen, wie sie dies leistet, möchten wir die Vorteile des Fiebers und seiner Vorgänge kurz veranschaulichen.

Fieber ist die natürliche Waffe unseres Körpers, um sich gegen Krankheitserreger zu wehren

Bei einem zu hohen Aufkommen von Krankheitserregern reagiert der Körper mit einer Temperaturerhöhung, die meist in zwei Phasen verläuft: die Anfangs- und die Fieberphase.

Die Anfangsphase

In diesem Stadium ist die Haut noch trocken, und der Fiebernde wird nach Wärme suchen, sich zudecken wollen, müde werden und gegebenenfalls auch zittern. Es können Kopf- und Gliederschmerzen auftreten. Es ist ein Signal, dem Bedürfnis nach Wärme und Ruhe nachzugeben. Solange die Temperatur steigt, wird der Fiebernde frieren.

Die Fieberphase

Wenn das Frösteln und die Frostschauer aufhören, ist das immer ein gutes Zeichen. Das Fieber wird nun nicht mehr steigen, und der Fiebernde wird sich vielleicht im Schlaf unbewusst die Bettdecke wegstrampeln. Hat das Fieber die vom Körper für notwendig befundene Temperatur erreicht, wird er zu schwitzen beginnen.

Wegen des Flüssigkeitsverlustes ist es nun wichtig, auf eine ausreichende Mineralienzufuhr zu achten!

Ausklingen und Rekonvaleszenz

Wenn Sie nach dem Abklingen des Fiebers zu schnell wieder aktiv werden, kann es manchmal vorkommen, dass das Fieber zurückkehrt, weil die körpereigene Abwehr noch nicht wiederhergestellt ist. Lassen Sie sich einige Tage Zeit, bevor Sie wieder voll in Ihren Alltag einsteigen. Geben Sie ein Rekonvaleszenzmittel.

Naturheilkunde bei Fieber

Belasten Sie den Körper nicht mit schweren Mahlzeiten. Greifen Sie lieber zu Crackern, Salzstangen oder Zwieback. Es ist nun wichtig, viel zu trinken, damit ausreichend Flüssigkeit für die angekurbelten Stoffwechselvorgänge vorhanden ist. Wechseln Sie dabei salzige Brühe mit gesüßten Getränken ab, um für ausreichend Zucker und Mineralien in der Nahrung sorgen.

Wenn Ihnen danach ist, greifen Sie ruhig zu kulinarischen Kleinigkeiten, die Sie auch nach einem Saunabesuch zu sich nehmen würden, wie beispielsweise eine Gewürzgurke, einen Rollmops oder eine gesalzene Tomate. Ein ganz hervorragender Mineralienlieferant ist eine klare Fleischbrühe mit oder ohne Ei. Denken Sie daran, wie gut eine solche Brühe nach einer etwas ausschweifenden Party tut. Das ist beim Fiebernden ebenso der Fall.

Grundsätzlich können Sie sich im Falle eines Fiebers ganz wunderbar auf Ihren Instinkt verlassen. Sie werden spüren, ob Sie sich eher nach Wärme oder Abkühlung sehnen, Sie werden zur rechten Zeit Durst bekommen und auch zur rechten Zeit Hunger. Folgen Sie Ihrem Instinkt, dann können Sie nichts falsch machen.

Die Kopfschmerzen, die während der Fieberphase auftreten, sind häufig durch Flüssigkeitsmangel bedingt. Versuchen Sie, viel zu trinken, und denken Sie daran, sich ausreichend mit Mineralien zu versorgen.

Wadenwickel tun keine Wunder

Viele von uns erinnern sich gern an die Wadenwickel aus Kindertagen. Diese können auch jetzt noch hilfreich sein, jedoch immer nur in der Fieberphase, niemals in der Fröstelphase! Im Zweifelsfalle verzichten wir auf die Wickel und Abwaschungen, denn wir wollen vermeiden, dass das Fieber zu schnell sinkt. Wadenwickel sind außerdem niemals kalt, sondern lauwarm und nur sehr leicht kühler als die Körpertemperatur des Fieberkranken.

Nur leichte Bekleidung in der Fieberphase

Oft neigen wir dazu, ein fieberndes Kind warm anzuziehen. Tun wir dies in der falschen Fieberphase, dann treiben wir die Körpertemperatur unnötig weiter nach oben. In der Fieberphase wäre dies also falsch. Viel besser wäre nun eine sehr leichte Bekleidung, über die der Körper überschüssige Temperatur abgeben kann. Bedenken Sie auch, dass eine Windel wie eine Saunapackung wirkt und die Körpertemperatur nochmals in die Höhe bringen kann.

> In der Anfangsphase steigt die Temperatur, und der Mensch fröstelt. In dieser Zeit decken wir ihn warm zu, bis er sich wohlfühlt
>
> In der Fieberphase schwitzt der Mensch, und wir kühlen ihn so lange, wie er sich dabei wohlfühlt.

Grollen Sie Ihrem Fieber nicht, sondern lehnen Sie sich zurück, und lassen Sie Ihren Körper seine intelligente Arbeit vollbringen. Unterstützen Sie ihn in den verschiedenen Phasen des Fiebers.

Und verstehen Sie, weshalb auch von homöopathischen Arzneien ein Fieber nicht verschwindet, denn dies käme ja einem Eigentor gleich. Die Erfahrung zeigt jedoch, dass eine gute gewählte Arznei ein Fieber in der Weise unterstützt, dass es so glimpflich und effizient zugleich verläuft, wie es der dem Fieber zugrunde liegenden Krankheit angemessen ist.

Wenn ein ungeklärtes Fieber länger als drei Tage über 39 Grad bleibt oder der Fiebernde über längere Zeit apathisch und benommen wirkt, sollte ein Arzt aufgesucht werden. Das sinnvollste Barometer ist und bleibt jedoch das Allgemeinbefinden des Fiebernden. Meistens spüren wir über die inneren Alarmsignale unseres gesunden Menschenverstandes, was zu tun ist.

Homöopathie bei Fieber

Wann immer ein Fieber sich einstellt, hält die Homöopathie drei wunderbare Hauptmittel für Sie bereit:

- Geben Sie *Aconitum* bei Fieber, welches sehr schnell sehr hoch wird.
- Geben Sie *Belladonna* bei Fieber über 38 Grad, welches schnell hoch wird.
- Geben Sie *Ferrum phosphoricum* bei Fieber unter 38 Grad und mäßigem Verlauf.
- Beginnen Sie im Zweifelsfall mit *Belladonna*.

Die wichtigsten Fiebermittel in der Homöopathie sind
Aconitum
Belladonna
Ferrum phosphoricum

Aconitum

Anfangsmittel

Aconitum ist eines der bewährten Fiebermittel, und zwar besonders in der Anfangsphase, wenn das Fieber noch trocken, also ohne Schweiß ist.

Charakteristik	Plötzliches Auftauchen des Fiebers
	Das Fieber ist gleich zu Beginn schon hoch
	Das Fieber ist heiß und trocken
	Der Schweiß fehlt noch
	Die Haut ist heiß, rot und trocken
	Puls und Atmung sind beschleunigt
	Es besteht großer Durst
	Gefühl von Unruhe oder Angst begleitet die Beschwerden
Causa	Folge von kaltem, scharfem Wind
	Folge von Schreck
Bemerkung	Wenn die Haut feucht wird, hat *Aconitum* seine „Arbeit“ getan

Belladonna

Anfangsmittel

Auch ein Fieber, welches *Belladonna* benötigt, kann recht plötzlich auftreten, der Verlauf ist jedoch nicht ganz so stürmisch wie bei *Aconitum*. Der Schüttelfrost bleibt aus. Geben Sie *Belladonna* früh, also auch schon in der Zeit „davor", nämlich dann, wenn Sie bemerken, dass ein Fieber im Anflug ist. Sollten Sie in der Wahl Ihrer Fieberarznei unsicher sein, dann ist *Belladonna* das Mittel für den Zweifelsfall.

Charakteristik	Wie *Aconitum* plötzlich auftretendes und hohes Fieber, weniger stürmisch im Verlauf. Weniger Unruhe, jedoch Schläfrigkeit und bei Kindern Neigung zu Fieberkrämpfen. Eignet sich gut für Menschen mit Erkältungsneigung Passt gut, wann immer die Mandeln mitbeteiligt sind
Causa	Folge von Zugluft oder Kälte
Bemerkung	Infekte, insbesondere virale, zu deren Bekämpfung der Körper höhere Temperaturen benötigt

Ferrum phosphoricum

Anfangsmittel

Ferrum phosphoricum geben wir bei einem Fieber, das langsam eintritt, mäßig verläuft und dessen Höchsttemperatur dann bei unter 38 oder 39 Grad landet. Dieses Fieber der „seichten" Art reicht als alleinige Indikation für *Ferrum phosphoricum* aus, oder wie heißt es so schön: „Das Kind spielt trotz Fieber weiter."

Charakteristik	Frösteln Das Gesicht kann gerötet sein, die Extremitäten aber sind kalt. Man fühlt sich kraftlos, nachdem man sich bewegt hat, manchmal schwitzt man, nachdem man sich bewegt hat, weil alles zu anstrengend ist.
Bemerkung	Infekte, insbesondere bakterielle Infekte, zu deren Bekämpfung der Körper weniger hohe Temperaturen benötigt. Kindermittel ersten Ranges, Fieber bei Zahnungsbeschwerden oder Mittelohrentzündung

Weitere empfehlenswerte Fiebermittel:

Gelsemium

Gelsemium ist ebenfalls ein Mittel, welches sich auch bei hohem Fieber eignet. Dieses Fieber, welches *Gelsemium* benötigt, neigt zu Kopfschmerzen und zu Schwäche.

Charakteristik	Abgeschlagenheit, Schwäche und Zittern Kopfschmerzen Schmerzende Augen Verlangen nach Alleinsein
Causa	Folge von seelischer Erregung
Bemerkung	Die Muskulatur scheint regelrecht schlaff

Nux vomica
„Entgifter"

Während *Aconitum* das Fieber unterstützen und in die Schweißphase bringen soll, ist es bei *Nux vomica* eher die entgiftende Wirkung, die den Organismus stärkt.

Charakteristik	Überempfindlichkeit gegen äußere Eindrücke: Geräusche, Lärm, Gerüche, Licht, Musik – alles, selbst kleinste Beschwerden sind unerträglich. Frieren und Schwitzen können sich abwechseln
Causa	Folge von Überlastung, seelisch und körperlich Folge von Stoffwechselüberlastung Folge von Schlafmangel, Ärger Folge von Zugluft

Bemerkung Wählen Sie *Nux vomica* auch immer dann, wenn Unwohlsein oder Magen-Darmsymptome beteiligt sind, oder wenn Sie das Entstehen eines Fieber mit einer Überbelastung der Verdauung oder des ganzen Körpers im Zusammenhang empfinden, und wenn dieses Fieber in Schüben kommt.

Chamomilla

Merken Sie sich zu *Chamomilla* das Stichwort Quengeligkeit! Und dies ist noch ganz harmlos ausgedrückt.

Ein solches Fieber macht den Menschen für seine Umwelt fast ungenießbar. Er ist äußerst reizbar, übellaunig, er nörgelt und will andauernd etwas. Kinder möchten nur getragen werden. Männer jammern die ganze Zeit und rufen ständig nach ihren Frauen, verlangen mal nach Vitaminsaft, dann wieder nach Schokolade oder kräftigender Brühe und anschließend zum fünften Mal nach dem Fieberthermometer. Eines bleibt immer gleich: Sie sind durch nichts zufriedenzustellen.

Charakteristik Übellaunig, reizbar und sehr leidend
Verlangt nach allem, doch nichts stellt zufrieden
Flippt aus, wenn er nicht bekommt, was er verlangt
Herzzerreißendes Jammern
Sehr müde, kann aber nicht schlafen
Fast immer liegt eine Schmerzbeteiligung vor, diese Schmerzen werden kaum ertragen
Oft sind nur die Wangen rot, manchmal nur eine, während die andere blass ist

Bemerkung Je jünger der fiebernde Mensch ist, desto größer die Wahrscheinlichkeit, dass es sich um ein *Chamomilla*-Fieber handelt. Doch auch Erwachsene können durchaus ein solches Fieber bekommen.
Kinder und Neugeborene in der Zahnungszeit

Pulsatilla

Pulsatilla eignet sich gut bei einem Fieber, das mit einer Beteiligung der Schleimhäute einhergeht. Als Stichwort können wir uns merken: „Hängt an Mamas Rockzipfel und lässt sich leicht trösten."

Charakteristik	Ob *Pulsatilla* nun schwitzt oder nicht, die Extremitäten sind dabei kalt
	Die Muskulatur ist schlaff
	Verlangen nach kalter Luft trotz Frierens
	Symptome ändern sich ständig
	Frauen und Kinder berichten tränenreich von ihren Beschwerden
	Das Leben ist grausam und ungerecht
	Kopfschmerzen
	Gliederschmerzen
	Absonderungen mild und gelblichgrün
	Gesicht blass
Causa	Folge von Verkühlung
Bemerkung	Fieber mit Schnupfen, Husten oder Ohrenschmerzen nach Verkühlung im Freien

Tabelle zur Mittelfindung bei Fieber

		Ferrum phos	Belladonna	Aconitum
Charakteristik	Fieber mäßig	✱		
	Fieber hoch	✱	✱	
	Fieber sehr hoch		✱	✱
	Gesichtsfarbe		rot	eine Wange rot, eine blass
	Schweiß vorhanden	bei Bewegung	✱	
	Schweiß fehlt		✱	✱
	Schwindel			
	Mit Hautausschlagserkrankungen	✱	✱	✱
	Morgens			
	Vormittags			
	Nachmittags		✱	
	Abends		✱	✱
	Nachts		✱	✱
	Abneigung sich zu zudecken, auszuziehen		✱	
	Verlangen sich zu zudecken, anzuziehen	✱		✱
Leitgedanke		mäßiges Fieber	hohes Fieber	Unruhe, Ängstlichkeit
Tipp			Blut steigt zum Kopf, Krampfneigung bei Kindern, im Zweifelsfall	Kopfschmerzen eine Wange rot, die andere blaß und kalt
Modalitäten	**Schlimmer**	abends und nachts	nachts hoch ansteigend	abends und nachts
	Besser			an der frischen Luft
Allgemein		schwindelig, blutarme, magere Menschen	Kopfschmerz, Rückenschmerz, Schläfrigkeit, Schmerzen allgem.	Herzklopfen, Unruhe, Ängstlichkeit
Causa			Folge von Kälte	Folge von kaltem Wind

	Gelsemium	Chamomilla	Nux vomica	Pulsatilla
	✸	✸		✸
	✸			✸
		nur die Wangen rot		blass
		riecht sauer	kalt	kalt
	✸			
	✸		✸	✸
	✸			✸
		✸		
		✸		
	✸			✸
		✸		✸
	✸		✸	✸
	✸		✸	✸
				✸
	Kopfgrippe	launisch, quengelig	Überlastung	Schleimhaut-Akrobat
	Kopfschmerzen Benommenheit Schwäche, Lähmung	Kindermittel, Beschwerden sind unerträglich!	Fieber in Schüben	
	Bewegung	Wärme, geistige Anstrengung abends und nachts	im Freien	im Bett unerträglich, sobald man liegt
		getragen werden	Alkoholische Stimulantien	
	Kopfschmerzen, Kopfgrippe, Schmerzen der Augen, Abgeschlagenheit	Überempfindlichkeit der Sinne und gegen Schmerzen	Kopfschmerz, Gliederschmerz, Übelkeit, Reizbarkeit	Kopfschmerz, Gliederschmerz
	Folge von seelischer Erregung		Folge von Stoffwechselüberlastung, Stress, Ärger	Folge von Verkühlung

Schnupfen

Das Heilbestreben des Körpers

Der Reaktionsschnupfen

Sobald unser Körper die Abwehrschranke seiner Nasenschleimhäute gefährdet sieht, reagiert er mit einem klaren Fliesschnupfen. Dies ist häufig der Fall bei Kälteeinwirkung im Freien, durch einen Temperaturwechsel, durch Anstrengung in kalter Luft, beispielsweise auf der Skipiste, oder nach einem Aufenthalt in zu trockener warmer Luft in geschlossenen Räumen. Ein solcher Schnupfen ist nicht infektionsbedingt, sondern ein Reaktionsschnupfen, die sprichwörtlich laufende Nase. Besonders Kinder scheinen ein wahres Talent zu haben, mit einem solchen Reaktionsschnupfen nach Hause zu kommen. Sie haben vermutlich herumgetollt und sich dabei leichtsinnig eines Kleidungsstückes nach dem anderen entledigt. Dass sie anschließend auskühlen, nehmen sie nicht wahr.

Das Niesen bei Säuglingen in den ersten Lebenswochen ist physiologisch bedingt und kein Anzeichen eines beginnenden Schnupfens.

Ein Reaktionsschnupfen verschwindet nach 15 - 20 Minuten von selbst, sobald die Körpertemperatur wieder reguliert ist oder die Atemluft günstigere Bedingungen liefert. Sollte dies nicht der Fall sein, helfen Sie unverzüglich mit einem einfachen Mittel nach – einem Voll- oder ansteigendem Fußbad.

Ein lang anhaltender Reaktionsschnupfen kann in einen infektiösen Schnupfen übergehen. Es ist daher durchaus vernünftig, Kinder besonders in den Übergangsjahreszeiten abends warm baden zu lassen. Sie schlafen dadurch nicht nur besser, sondern die Schleimhäute können sich auf sanfte Art und Weise beruhigen.

Der medikamentöse Schnupfen

Durch die wiederholte Anwendung von gefäßverengenden Nasensprays reagiert der Körper mit einem medikamentösen Schnupfen.

Das geschieht folgendermaßen: Unmittelbar nach der Anwendung eines solchen Nasensprays verengen sich die Gefäße der Nasenschleimhäute für etwa 4 bis 6 Stunden. In dieser Zeit genießen wir es, wieder frei durch die Nase atmen zu können, der Körper ist jedoch in seiner Heilarbeit gestört. Sobald die gefäßverengende Wirkung jedoch nachlässt, erhält der Körper wieder einen Überblick über die Infektsituation. Man könnte fast sagen, dass er einen Schreck bekommt, weil er erkennt, wie sehr sich in dieser seiner abwehrfreien Zeit die Krankheitserreger vermehren konnten. Darauf reagiert er heftiger als zuvor. Im Zuge dieser verstärkten und alarmierteren Abwehrreaktion wird er die Gefäße weiter stellen als noch zu Anfang. Wenn wir nun nochmals unser Nasenspray anwenden, dann zwingen wir unsere Körperabwehr zu immer drastischeren Maßnahmen, wir trainieren dem Körper sozusagen ein Anschwellungsverhalten an. Das funktioniert übrigens auch, wenn Menschen ohne Schnupfen ein gefäßverengendes Nasenspray anwenden.

Die Allgemeinmedizin geht davon aus, dass ein medikamentöser Schnupfen nach 24 Stunden einsetzt. Aus diesem Grund hält sie ein Nasenspray bei Schnupfen für kontraindiziert.

Infektiöser Schnupfen

Der infektiöse Schnupfen geht zumeist mit den Symptomen einher, wie wir sie aus dem Vorfeld eines Infektes kennen. Schauen wir uns die Etappen eines gewöhnlichen Schnupfens doch einmal genauer an.

Anfangsstadium

Zu Beginn entsteht wenig und zumeist wässrig-klares Sekret. Durch die fortschreitende Anschwellung der Nasenschleimhäute kommt es aber oft schon nach kurzer Zeit zu einem Verstopfungsgefühl in der Nase. Wir können nur noch durch den Mund atmen. Allerdings ist noch kein Sekret vorhanden, welches wir ausschnauben könnten.

Hauptphase - der reife Schnupfen

Auf dem Höhepunkt der Abwehrarbeit aber werden die Schleimhäute der Nase auf Hochtouren arbeiten, nun entsteht reichlich Sekret, welches eher gelblich oder grünlich eingefärbt und in seiner Konsistenz zähflüssig ist.

Ausklingen und Rekonvaleszenz

In der Spätphase verflüssigt sich das Sekret zusehends und nimmt an Menge ab. Auch das Ausschnauben wird wesentlich effizienter. Der Schnupfen klingt aus, bis er schließlich ganz verschwindet.

Auch wenn Sie sich jetzt eigentlich schon wieder ganz fit fühlen, sollten Sie nach einem Schnupfen stets darauf achten, dass Sie sich noch etwas schonen, Temperaturwechsel vermeiden und sich warm halten.

Naturheilkunde bei Schnupfen

Vermehrte Flüssigkeitsaufnahme, die Erhöhung der Luftfeuchtigkeit, frische Luft und Inhalationen unterstützen die Sekretproduktion und deren Verflüssigung. Bleiben die Sekrete trotz aller Maßnahmen über einen längeren Zeitraum sehr zähflüssig, können Sie durch den Einsatz einer salzhaltigen Lösung in Form eines Nasensprays nachhelfen. Diese Kochsalzlösungen sind harmlos und trotzdem recht wirkungsvoll und können auch bei Säuglingen und Kindern bedenkenlos eingesetzt werden.

Es ist wichtig, die Nase immer gut zu putzen – ein Nasenloch nach dem anderen, niemals beide gleichzeitig, da auf diese Weise das Sekret nach oben gedrückt werden kann und eine Stirnhöhlenentzündung begünstigt wird.

Kleine Babys vertragen außerdem die milde Majoranbutter sehr gut. Man kann sie leicht selbst herstellen, aber sie ist auch in Apotheken erhältlich. Davon reiben Sie eine kleine Menge mehrmals am Tag rund um das Näschen.

Rezept für Majoranbutter:

Geben Sie eine Hand voll Majoran in eine Pfanne mit geschmolzenem Butterfett. Kurz ziehen lassen und anschließend durch einen Filter aus Kleenex in ein Aufbewahrungsgefäß abfüllen.

Wenn der Schnupfen die Nase außen regelrecht wund werden lässt, tragen Sie auf die schmerzenden Stellen einfach in regelmäßigen Abständen Vaseline auf. Das Fett verhindert, dass die Sekrete die gereizte Haut weiterhin angreifen.

Homöopathie bei Schnupfen

Schauen wir uns nun an, welche Mittel die Homöopathie uns unterstützend zur Verfügung stellt. Wie immer, wenn die Schleimhäute Unterstützung benötigen, steht die Pulsatilla, unsere „Schleimhaut-Akrobatin", in der Reihenfolge der Arzneien ganz weit oben.

Sollten Sie also einen vorhandenen Schnupfen in einem anderen Schnupfenmittel nicht wirklich wiederfinden können oder unsicher sein, dann ist eine Entscheidung für Pulsatilla immer die richtige.

Pulsatilla

„*Pulsatilla* bringt alles ins Fließen" – mit diesem Satz ist vieles schon gesagt. Dies bezieht sich sowohl auf den Schnupfen selbst, als auch auf die „gestockten" Emotionen, die einen Schnupfen zumeist begleiten. So eignet sich *Pulsatilla* sowohl bei fließendem als auch bei stockendem Schnupfen.

Charakteristik	Alle Symptome können sich ständig ändern, mal läuft die Nase, mal läuft sie nicht Verlangen nach frischer Luft Absonderungen mild und gelblichgrün Manchmal Verlust des Geruchs- oder Geschmackssinns Manchmal Heiserkeit Sobald man schwitzt, läuft die Nase Gesicht blass „Hängt an Mamas Rockzipfel und lässt sich leicht trösten."
Causa	Folge von Verkühlung
Bemerkung	Wenn Schnupfen von Fieber oder Ohrenschmerzen nach Verkühlung im Freien begleitet ist

Nux vomica

Der *Nux-vomica*-Schnupfen ist vor allem deshalb lästig, weil wir ausgerechnet nachts keine Luft bekommen. Die Absonderungen sind eher spärlich, dafür ist das Verstopfungsgefühl um so ausgeprägter.

Charakteristik	Tagsüber fällt das Naseschneuzen leicht, denn der Schnupfen fließt, nachts jedoch scheint alles vergeblich, das Verstopfungsgefühl kehrt unverzüglich zurück Schwellung der Nase Absonderungen sind mild, dick und eher gering

Causa	Folge von Überlastung, seelisch und körperlich Folge von Stoffwechselüberlastung Folge von Schlafmangel, Ärger Folge von Zugluft
Bemerkung	Sehr empfindlich und vom Schnupfen absolut genervt

Allium cepa

Allium cepa ist unsere gewöhnliche Küchenzwiebel. Aus eigener Erfahrung wissen Sie sicherlich, dass beim Zerschneiden nicht nur die Augen zu tränen beginnen, sondern gleich darauf auch die Nase läuft. Wenn Ihr Schnupfen diesem „Zwiebelschnupfen" ähnelt, dann ist „*Cepa*" das Mittel Ihrer Wahl.

Charakteristik	Reichlich Wässrig Die Nase wundmachend Jucken oder auch Wundheit der Nase Schwellung der Nase Wenn beim Schnupfen die Augen tränen sollten, dann sind diese Tränen aber mild!
Bemerkung	*Allium Cepa* hilft auch bei chronischem oder allergischem Schnupfen oder Heuschnupfen, wenn die Symptome passen

Euphrasia

Euphrasia ähnelt der Zwiebel. Nur macht die Zwiebel die Nase wund, *Euphrasia* hingegen die Augen. Daher der Beiname: „Augentrost“.

Charakteristik	Schwellung der Nase Wässriger Fließschnupfen Schnupfen ist mild Sollten die Augen tränen, so machen diese Tränen wund
Bemerkung	*Euphrasia* hilft auch bei chronischem oder allergischem Schnupfen und Heuschnupfen

Sambucus nigra

Sambucus nigra ist ein sehr bewährtes Mittel beim Schnupfen von Neugeborenen, Babys und gestillten kleinen Kindern.

Das größte Problem ist: Die Kleinen können sich die Nase noch nicht schneuzen, und sie können auch nicht wie die Erwachsenen dann ersatzweise bewusst durch den Mund atmen.

Man fühlt sich regelrecht hilflos, wenn man mit ansehen muss, wie die Kleinen in einen regelrechten Lufthunger geraten, der kleine Mund bewegt sich vergeblich, doch die Atemluft bleibt aus. Dann erst setzt ein Reflex ein, sie atmen panikartig durch den Mund ein, um gleich danach wieder auf Nasenatmung umzustellen.

Ein übler Kreislauf, der oft so lange bestehen bleibt wie der Schnupfen selbst. Bitte zögern Sie nicht einen Moment, hier sofort *Sambucus nigra* zu geben, gegebenenfalls häufig, bis eine Besserung eintritt.

Charakteristik Schnupfen der Säuglinge, die noch keine Absonderung hervorbringen können
Absonderungen können Blasen bilden, landen dann aber leider wieder im Naseninneren
Umstellen auf Panikatmung
Wechsel von Nasen- auf Mundatmung und dann wieder zurück
Atmung hastig und nervös

Hepar sulfuris

Es ist ratsam, auf *Hepar sulfuris* zurückzugreifen, sobald der Schnupfen eine Eiterungstendenz zeigt, oder die Sekrete übel zu riechen beginnen. *Hepar* ist bekannt dafür, dass es nach altem Käse riecht.

Charakteristik Die Nase und die sie umgebenden Knochen sind berührungsempfindlich
Dicke und gelbliche Sekrete
Sekrete können übelriechend sein
Entzündung der Nebenhöhlen
Entzündlicher Schmerz in den Gesichtsknochen, Stirn, Augen oder Nasenwurzel
Verbessertes Befinden durch warme Getränke

Euphorbium comp Nasenspray

Die Stärke des *Euphorbium comp*-Nasensprays ist der Fließschnupfen, insbesondere dann, wenn er wundmachend ist. Der wundmachende Charakter wird nach Anwendung des Mittels bald abklingen. Setzen Sie das Spray dann ab.

Charakteristik Fließschnupfen
Wundmachend
Trockenheitsgefühl trotz starker Sekretion
Niesreiz
Geschwollene Nase
Manchmal Stirn- und Schläfenkopfschmerz

Arum triphyllum Nasentropfen

Auch *Arum triphyllum* hat eine Eigenart: Es ähnelt Euphorbium, ist jedoch noch trockener und wundmachender. Das kann so lästig sein, das man versucht ist, in der wunden Nase zu bohren.

Die Trockenheit erstreckt sich auch über die Haut um die Nase herum.

Charakteristik Fließschnupfen
Schnupfen in heftigen Anfällen
Nase verstopft trotz der wässrigen Absonderung
Scharfe, wundmachende Absonderung
Trockenheit im Naseninnenraum
Schuppige Trockenheit der Haut um die Nase herum

Abschwellende Nasensprays sind bei Schnupfen grundsätzlich nicht indiziert!

Wenn Sie in der Nacht Ihre Nase gerne freibekommen möchten, dann sind hierfür Nasensprays mit natürlichem Salzwasser am geeignetsten, die Sie vor dem Schlafengehen anwenden sollten, beispielsweise das Emser Nasenspray.

Wenn auch gut gewählte homöopathische Arzneimittel versagen, dann versuchen Sie Nux vomica.

Atemnot macht Mutter und Kind nervös!

Bitte geben Sie den betroffenen Kindern zusätzlich stark verdünnten Tee, um die Sekrete so flüssig wie möglich zu halten. Um bei Neugeborenen nicht Gefahr zu laufen, sie von der Brust zu entwöhnen, geben Sie ihn Löffelchenweise.

Kaufen Sie sich eine „Nasenmaus" zum Absaugen des Schleimes, und probieren Sie diese zunächst an sich selbst aus, damit Sie bei der Anwendung an Ihrem Kind schon ein Gefühl dafür entwickelt haben.

Nasensprays aus der Apotheke: Sie können die Wirkung Ihrer verwendeten Nasensprays sehr wohl optimieren, wenn Sie deren Anwendungsgebiete zu unterscheiden wissen. Homöopathische Nasensprays machen nicht in erster Linie die Nase frei, sie schwellen auch nicht ab. Dafür transportieren sie die jeweiligen Arzneien direkt zum Ort des Geschehens.

Tabelle zur Mittelfindung bei Schnupfen

		Nux vomica	Sambucus nigra	Pulsatilla
Charakteristik	Schwellung innere Nase	*	*	
	Keine Schwellung	*	*	*
	Nase läuft	*		*
	Nase läuft nicht	*	*	
	Nase verstopft	*	*	*
	Absonderung: reichlich			
	dünn, wässrig	*		
	dick		*	*
	gelb			*
	grün			*
	blutig			
	eitrig			*
	Begleitet von anderen Beschwerden	*		*
Leitgedanke		Managerschnupfen, Überlastung	Lufthunger	mal läuft die Nase, mal läuft sie nicht, im Zweifelsfall
Tipp		Kindermittel, Jucken oder Wundheit der Nase	Säuglinge und gestillte Babys	Kindermittel
Modalitäten	**Schlimmer**	morgens, Wärme		in der Ruhe, Wärme
	Besser	im Freien	Bewegung	im Freien, in frischer Luft
Allgemein		Geruchsverlust, Kopf oder Gesicht heiß, trockener Mund, Keuchhusten, Husten	kann nur durch den Mund atmen, hastige Atmung	Geruchsverlust, Geschmacksverlust, heiser, Beschwerden der Stimme, Husten
Causa		Folge von Stoffwechselüberlastung, Stress, Ärger		Folge von Verkühlung

Allium cepa	Euphrasia	Arum triphyllum	Hepar sulfuris
✱	✱	✱	✱
✱	✱	✱	✱
		✱	✱
✱			
✱	✱	✱	
			✱
		✱	✱
		✱	✱
✱		✱	✱
			✱
			✱
	Tränen der Augen	Brennen der Schleimhäute	eitrig, gelblich, grün
auch allergisch, Heuschnupfen	auch allergisch, Heuschnupfen	oft Mundwinkel trocken und aufgesprungen	Knochenbeteiligung
im warmen Zimmer			Kälte
im Freien, in der Kühle	Auflegen eines kalten Lappens		Wärme
Schnupfen macht die Nase wund	zupft an den entzündeten Nasenflügeln herum	Schnupfen mit heftigen Anfällen, Sekret macht Nasenausgänge wund	

Entzündungen der Nebenhöhlen

Das Heilbestreben des Körpers

Infektiöse Störungen

Nach nicht auskurierten Erkältungen und auch nach Behandlungen mit Antibiotika kann es zu infektiösen Entzündungen der Nasenneben- und Stirnhöhlen kommen. Im Falle der nicht auskurierten Erkältung ist das schlicht und einfach auf eine Ausbreitung der Erreger zurückzuführen, mit denen das geschwächte Immunsystem nicht fertig wird.

Kommt es als Folge einer Antibiotikabehandlung zu Nebenhöhlenentzündungen, liegt das häufig daran, dass diese mit weniger Schleimhäuten ausgestattet sind und der Antibiotikaspiegel sich im Bereich der Nebenhöhlen nicht in ausreichender Menge aufbauen kann. Das hat leider den ungewollten Effekt, dass sich Erreger in den Nebenhöhlen einnisten können, die dafür ein ausgezeichnetes Rückzugsgebiet bilden.

Nichtinfektiöse Störungen

Starke Nervosität, Stress und Erschöpfung können auch ein Grund dafür sein, dass die Nebenhöhlenschleimhäute anschwellen, ohne dass ein infektiöses Geschehen stattgefunden hat. Wenn eine infektiöse Erkrankung also ausgeschlossen werden kann, empfehlen wir Ihnen folgende ganz unkomplizierte Methode: Durch äußerliches federleichtes „Betupfen“ der Gesichtsknochen um die Nase herum mit dem Finger wird eine beruhigende, fast sedierende Wirkung auf das Nervensystem erzielt, was dann reflexartig zu einem Abschwellen der Schleimhäute führt. Probieren Sie das einfach mehrere Male täglich für einige Minuten, bis sich Ihr Befinden gebessert hat.

Naturheilkunde bei Nebenhöhlenentzündungen

Nichts unterstützt ein Abheilen der Nebenhöhlen so wirkungsvoll wie ein einsetzender Fließschnupfen. Erinnern Sie sich? Ein Fließschnupfen wird häufig durch einen Temperaturwechsel ausgelöst. Dies können Sie noch einmal auf Seite 65 unter dem Stichwort „Reaktionsschnupfen" nachlesen.

Sie können diesen Effekt durch einen einfachen Trick erzielen: Kühlen und wärmen Sie abwechselnd die Nase unter Zuhilfenahme eines kalten und eines warmen Waschlappens.

Durch Inhalationen gelangen ätherische Öle oder Heilkräuter gut in die Regionen der Nebenhöhlen. Sie können außerdem Salzwasser schnupfen: Geben Sie etwas Wasser und eine Prise Salz auf einen Unterteller, benetzen Sie die Fingerspitze damit, und schnupfen Sie das Salzwasser so hoch wie möglich ein.

Auch die Ingwersuppe ist empfehlenswert (das Rezept finden Sie auf Seite 84). Ingwer stärkt die Abwehr, besonders im Winter. Er wirkt erwärmend und schweißtreibend, räumt die Atemwege frei und regt den Appetit an. Wenn Sie Ingwer nicht mögen, können Sie auch eine andere Suppe wählen, die den Körper erhitzt – Hauptsache, Sie kommen in's Schwitzen. Apropos Schwitzen: Auch wenn die äußerst wirkungsvolle Schwitzkur in unserer heutigen hektischen Zeit kaum noch angewendet wird, möchten wir Ihnen an dieser Stelle ausdrücklich dazu raten.

Nebenhöhlenerkrankungen sind meistens sehr unangenehm und schmerzhaft, und eine Schwitzkur unterstützt einen schnellen Heilungsprozess. Nehmen Sie ein Bad, bevor Sie Ihre Suppe genießen und es sich anschließend in Ihrem Bad gemütlich machen. Trinken Sie viel heißen Tee, oder, wer das mag, auch ein warmes Bier.

Homöopathie bei Nebenhöhlenentzündungen

Wenn ein Schnupfen auf die Nebenhöhlen übergreifen kann, ist dies immer ein Hinweis auf eine Abwehrschwäche in diesen Bereichen.

Emotionaler Stress ist einer der auslösenden Faktoren, sehr häufig aber sind „gestresste" Zähne die Ursache. Homöopathen sprechen dann von einem Herdgeschehen. So kann beispielsweise ein mit Quecksilber gefüllter Zahn an seiner Wurzel eine chronische, örtlich eng umschriebene Entzündung haben. Eine solche Entzündung verursacht keine Beschwerden, allenfalls während eines Erkältungsinfektes „puckert" der Zahn leicht.

Unsere Körperabwehr ist also so zuverlässig, dass sie diesen kleinen Entzündungsherd in Schach hält. Kommt nun ein größerer Infekt hinzu, wie beispielsweise eine Erkältung, dann ist die Abwehr abgelenkt. Sie kann sich nun nicht mehr um diese „kleine Stelle" kümmern, sondern richtet ihre Aufmerksamkeit auf das übergeordnete Geschehen. Das ist der Moment, in dem aus einer kleinen, so genannten subakuten Entzündung eine richtige Entzündung werden kann.

Besteht ein solches Herdgeschehen über einen gewissen Zeitraum fort, dann wird das dadurch sichtbar, dass die Nebenhöhlen in Mitleidenschaft gezogen werden.

Auch Kinder in der Zahnungszeit können dann Nebenhöhleninfekte bekommen. Bedenken Sie hier, dass die Zähne nicht nur im Babyalter, sondern in verschiedenen Phasen des „Großwerdens" wachsen.

Eine Behandlung der Nebenhöhlenbeschwerden stellt sich nun deshalb als etwas kniffelig dar, weil, wer homöopathisch denkt und arbeitet, immer zunächst bestrebt ist, die Ursache einer jeweiligen Symptomatik zu begreifen und zu beseitigen.

Die Abwehr gesunder Nebenhöhlen ist stabil genug, um dauerhaft Beschwerdefreiheit zu gewährleisten. Treten aber Symptome auf, dann immer nur, wenn eine Ursache vorliegt.

Wenn Sie zu Nebenhöhlenentzündungen neigen, sollten Sie deshalb einen erfahrenen Homöopathen aufsuchen.

Sind die Nebenhöhlen während eines Erkältungsinfektes nur kurz affektiert, dann orientieren Sie sich bei der Mittelwahl an den Symptomen des vorliegenden Schnupfens.

Versuchen Sie im Zweifelsfall, mit Pulsatilla den Schleim und auch die Emotionen wieder ins Fließen zu bringen.

Verwenden Sie *Luffa*-Nasenspray.

Bei starken Schmerzen geben Sie *Belladonna*.
Setzen Sie in diesem Fall auf die naturheilkundlichen Anwendungen.

Tipp: Sollten Sie das Gefühl haben, eine Nebenhöhlenentzündung heile nicht vollständig aus, dann geben Sie für eine gewisse Zeit nach dem Abklingen der Symptome Weleda Schnupfencreme in die Nasenöffnungen. Sie wirkt reflektorisch, regt leicht die Sekretproduktion an und fördert so die Ausheilung in tiefer liegenden Bereichen des Nebenhöhlensystems.

Sie können in der beschwerdefreien Zeit auch auf die Anwendung von Ohrenkerzen zurückgreifen. Eine genaue Beschreibung finden Sie auf den Seiten 100 - 101).

Tabelle zur Mittelfindung Nebenhöhlenentzündungen

		Belladonna	Pulsatilla	Hepar sulfuris	Euphrasia	Dulcamara	Luffa Nasenspray
Charakteristik	Sekrete	trocken	dick, gelb oder grün	dick, gelb oder grün, eitrig, nach altem Käse riechend	mild		
Leitgedanke		bei ausstrahlenden Schmerzen	um die Sekrete wieder ins Fliessen zu bringen	bei eitrigen Prozessen, „reife" Katarrhe	Druckschmerz im vorderen Kopf, Stirn, Gesicht	unterdrückte Absonderungen	empirisch bei Entzündungen der Nebenhöhlen
Tipp			Im Zweifelsfall				
Modalitäten	Schlimmer	Bewegung, Kälte	nachts	Kälte, Zugluft			
	Besser	warm halten	an der frischen Luft	Wärme, Wärmeanwendung	Kalte Waschung der Nase		
Allgemein		Schmerz in Vorderkopf, Stirn, auch pulsierend, Schmerz zieht die Nerven entlang		sehr schmerzempfindlich, Schmerz der Nasenknochen	Druck in der Nasenwurzel, heftiger Schmerz unter dem Auge		trockener Schnupfen bei verstopfter Nase
Causa						Folge von Durchnässung	

Husten

Husten ist eine Reaktion unseres Körpers, die verschiedene Gründe haben kann. Ein solcher Grund liegt immer dann vor, wenn etwas in die Atemwege gelangt ist, was dort nicht hineingehört. Das kann der Rauch eines Lagerfeuers sein, ein Kekskrümel, der sich in die Luftröhre verirrt hat, oder aber der Schleim, der sich als Reaktion auf eine Reizung der Atemwege gebildet hat.

Auf einen hustenauslösenden Reiz reagiert der Körper stets aus dem spontanen Bedürfnis heraus, das loszuwerden, was ihn stört. So gesehen ist ein Husten im Grunde keine Krankheit, sondern lediglich ein Symptom, ein sichtbares Zeichen dafür, dass der Körper auf gesunde Weise reagiert. Begreifen wir ihn so und lassen wir diese Erkenntnis auch für den Erkältungshusten gelten, dann wird deutlich, dass ein Husten prinzipiell nichts Gefährliches ist, sondern eine überaus intelligente Reaktion unseres Körpers. Ein Homöopath würde daher niemals einen Husten unterdrücken. Lassen Sie Ihrem Husten also freien Lauf.

Das Heilbestreben des Körpers

Weitet sich ein Erkältungsinfekt auf die inneren Atemwege aus, dann kommt es zu einem Husten. Die Vorgänge, die nun in die Bronchien verlagert sind, gleichen denen in der Nasenschleimhaut beim Schnupfen: Der Körper erkennt die Schwächung seiner Abwehrschranke und reagiert mit einer verstärkten Durchblutung und einer Weitstellung der Gefäße. Später entstehen Sekrete, die er durch den Husten loszuwerden versucht. Schauen wir uns auch hier die Etappen eines gewöhnlichen Hustens einmal genauer an.

Anfangsstadium - trockener Husten

Der Husten beginnt mit einer Weitstellung der Blut- und Lymphgefäße und einer erhöhten Durchblutung der Bronchien. Gleichzeitig beginnt der Körper, gezielt Abwehrzellen zu sammeln oder zu produzieren und sie den Schleimhäuten zur Verfügung zu stellen.

Der Betroffene nimmt dies häufig durch ein aufkommendes Trockenheitsgefühl der Atemwege wahr. Neben einer allgemeinen Mattigkeit kann es nun sein, dass uns das Einatmen schwerer fällt als das Ausatmen. Der dann einsetzende Husten ist meist noch ohne Auswurf und trocken und deshalb manchmal schmerzhaft und quälend.

Hauptstadium - reifer Husten

Nach ein paar Tagen geht unsere Körperabwehr einen Schritt weiter: Abwehrzellen „stürzen" sich auf den Feind und sterben mit ihm ab. Um diese aus den Bronchien entfernen zu können, „spült" der Körper sie einfach heraus. Dies empfinden wir als ein Lösen des Hustens. Er wird feucht, und es entsteht der oft erleichternde Auswurf.

Auch wenn es sich körperlich jetzt noch nicht so anfühlen mag, sind wir mit unserem Husten eigentlich schon über den Berg. Wenn wir uns nun weiter schonen, können wir getrost abwarten, bis der Körper sein durchaus kluges Werk vollendet hat.

Ausklingen und Rekonvaleszenz

Je erfolgreicher unsere Abwehrzellen und -Mechanismen sind, desto weniger Sekret bildet sich und desto seltener werden wir husten. Unsere Hustensymptome werden auf diese Weise allmählich abklingen, weil ihre Ursache beseitigt ist.

Nach dem Abklingen der Symptome sollten wir uns aber unbedingt eine Woche Zeit gönnen, damit der Körper die gerade gemachte „Abwehrerfahrung" auch gewinnbringend in seine Abwehrerinnerung und Abwehrstärkung integrieren kann. Gönnen wir uns also einfach noch ein wenig Ruhe, und meiden wir größere Temperaturwechsel.

Naturheilkunde bei Husten

Wenn wir verstanden haben, ich welchen Etappen der Husten sich entwickelt, dann ist es auch ein Leichtes, den Körper in seinen jeweiligen Bemühungen zu unterstützen.

Geben wir dem Ruhebedürfnis nach. Ja, es ist erlaubt, einen Termin auch einmal sausen zu lassen.

Unser Körper wird es uns danken, wenn wir uns eine Weile viel Schlaf und Entspannung gönnen, ohne uns von äußeren Anforderungen unter Druck setzen zu lassen.

Frische Luft tut den Atemwegen immer gut. Öffnen Sie das Fenster, gönnen Sie sich Ruhe, während Sie sich dabei warm halten. Vermeiden Sie Zugluft, und setzen Sie sich keinen größeren Temperaturschwankungen aus. Jeder Wechsel in die Kälte löst immer auch ein Zusammenziehen der Gefäße aus, und das sollte jetzt unbedingt vermieden werden.

Sorgen Sie dafür, dass Ihre Schleimhäute feucht bleiben, wobei ein normaler Lutschbonbon gute Dienste leistet. Es müssen nicht unbedingt Hustenbonbons sein, da es ja zunächst nur um das Feuchthalten der Schleimhäute geht.

In der Heizperiode kann gegen trockene Luft ein Luftbefeuchter helfen. Sie können aber ebenso gut einige nasse Handtücher über die Heizkörper hängen oder den Wäscheständer in das Schlafzimmer holen. Für kleine Kinder hängt man die nassen Handtücher einfach über das Kopfende des Bettchens. Kinder sollten nachts außerdem hochgelagert werden, damit Sie besser abhusten können.

In der Anfangsphase ist es überflüssig, den Husten lösen zu wollen, denn er ist einfach noch nicht reif genug. In dieser Phase ist der Körper noch damit beschäftigt, die Gefäße weit zu stellen. Aber wir können ihn dabei unterstützen, indem wir den Brustkorb mit wärmenden Salben einreiben. Kampferhaltige Hustensalben sind dafür allerdings nicht geeignet, denn sie kühlen den Brustkorb aus und wirken den körpereigenen Bestrebungen entgegen.

Wenn nach einigen Tagen ausreichend Sekret entstanden ist, wird der Körper von selbst beginnen, dieses auch auszuwerfen. Bitte lassen Sie sich hier nicht nervös machen. Verlassen Sie sich darauf, dass das Sekret sich löst, wenn der Husten die dafür erforderliche Reife erlangt hat. Reichliche Flüssigkeitszufuhr ist hier vollkommen ausreichend.

Inhalationen mit Wasserdampf oder ätherischen Ölen können hier die Beschwerden lindern.

Bei schmerzhaftem Husten: Einreibungen und warme Wickel mit den ätherischen Ölen Lavendel und Ravensara unterstützen durch ihre schmerzstillende und entkrampfende Wirkung die Genesung und sorgen für Wohlbefinden.

Bei festsitzendem Husten helfen zahlreiche altbewährte Rezepte wie Zwiebel- oder Meerrettichsaft, bei Babys ist Fenchelhonig empfehlenswert. Auch ein Vollbad am Abend kann für einen erholsameren Schlaf sorgen. Bei rauem Hals verschafft eine heiße Milch mit Honig Linderung.

Eine ganz besondere Wirkung zeigt die Ingwersuppe. Sie ist unser Favorit und schmeckt hervorragend.

Rezept Ingwersuppe

Für den Sud einige klein gehackte Knoblauchzehen, eine in dünne Scheiben geschnittene Ingwerknolle, eine gewürfelte rote Paprikaschote in einem Liter Wasser 1 – 3 Stunden köcheln lassen. Den Sud abseihen und mit einer Mehlschwitze eine Suppe daraus kochen. Die Suppe anschließend mit Salz, Pfeffer und reichlich Weißwein abschmecken. Einen Schuss Sahne hinzugeben – fertig! Essen Sie täglich einen Teller davon.

Sie können den Sud auch auf Vorrat kochen und portioniert einfrieren.

Auch Fenchelhonig ist ein altbewährtes Rezept.

Fenchelhonig

Erwärmen Sie Honig auf dem Heizkörper, bis er flüssig ist, und geben Sie auf 100 Gramm Honig für Erwachsene 3 Gramm, für Kinder 1,5 Gramm ätherisches Fenchelöl hinzu. Davon nehmen Erwachsene 3 bis 5 mal, Kinder 2 bis 3 mal täglich einen Teelöffel voll.

Fast noch wirkungsvoller ist der Zwiebelsaft aus Großmutters Zeiten.

Zwiebelsaft

Schneiden Sie eine Zwiebel in kleine Würfel, und geben Sie diese in ein leeres Marmeladenglas. Fügen Sie reichlich Zucker dazu, verschließen Sie das Glas mit einem Deckel, und stellen Sie es warm, beispielsweise auf einem Heizkörper. Entnehmen Sie von der nun entstehenden Flüssigkeit von Zeit zu Zeit einen Teelöffel voll. Schlucken Sie den Zwiebelsaft, ohne vorher daran zu riechen, er schmeckt angenehm süß und fruchtig.
Nach spätestens vier Stunden hören Sie mit der Einnahme auf. Bei festsitzendem Hustensekret können Sie am folgenden Tag dann wieder mit dem Zwiebelsaft beginnen.

Ein gutes Dessert zur Hustenlösung und –beruhigung ist Kopfsalat mit Dill und Zitrone. Richten Sie die gewaschenen und trocken getupften Blätter eines Salatkopfes mit einer Mischung aus reichlich Zucker, Zitrone und Dill an.

Der Kopfsalat beruhigt die Nerven, der Dill fördert den Auswurf und hebt die Stimmung, die Zitrone macht das Blut dünnflüssiger und fördert die Ausscheidung von Stoffwechselgiften über die Harnwege. Der Zucker wird so schnell vom Blut aufgenommen, dass die weiteren wichtigen Mineralien, Spurenelemente und Vitamine dieses „Hustensalats" sich zum Zucker gesellen und den Organismus zügig mit dem Nötigsten versorgen können.

Bei Husten, der von Fieber begleitet wird, gilt absolute Bettruhe. Bei Fieber sollten Sie auch die Badewanne meiden. Vermutlich verspüren Sie auch kein Bedürfnis danach. Vergessen Sie nie, bei Krankheiten auf Ihr Gefühl zu hören.

Ein Extra-Tipp zur Behandlung unserer Kleinsten

Gerade Säuglinge und Kleinkinder haben noch nicht die Fähigkeit, so wirkungsvoll abzuhusten wie ein Erwachsener. Wir können Sie aber durch folgende Maßnahme beim Abhusten unterstützen.

Legen Sie Ihr Kind mit dem Bauch nach unten auf Ihre Knie. Klopfen Sie ihm den Rücken sanft und rhythmisch von unten nach oben ab. Das wirkt beruhigend und unterstützt außerdem das Abhusten. Bei Säuglingen reicht eine sanfte Vibrationsmassage schon vollkommen aus: Legen Sie hierfür Ihre Hände unter die Matratze des Bettchens oder der Wiege, in der das Baby liegt, und bringen Sie diese zum Vibrieren. Diese sanfte Maßnahme genügt vollkommen, um das Sekret in Bewegung zu bringen.

Die Allgemeinmedizin bietet eine große Auswahl an hustenlösenden oder hustenstillenden Präparaten an. Aus unserer Sicht sind solche Präparate nicht immer notwendig.

Hustenlöser

Wie wir soeben beschrieben haben, löst sich ein Husten von selbst, sobald er dafür reif genug ist.

Lassen Sie sich hier nichts einreden: Sie müssen einen Husten weder lösen noch nervös werden, wenn er nicht gleich gelöst ist.

Sie sollten sich immer bewusst sein, dass ein Hustenlöser, sei es nun in Form eines Medikaments oder in ganz natürlicher Form, wie beispielsweise Zwiebel- oder Thymiansaft nur deshalb funktioniert, weil er die Schleimhäute reizt. Solange diese mit ausreichend Sekret umgeben sind, wird sich nur dieses lösen.

Wenn dies geschehen ist, liegen die Schleimhäute frei und werden nun zusätzlich vom Hustenlöser gereizt. Das hat eine vermehrte Schleimbildung zur Folge, die den Husten wiederum verstärkt. Also Vorsicht bei einer großzügigen Selbstmedikation von rezeptfreien Präparaten aus der Apotheke!

Wenn also schon ein Hustenlöser zum Einsatz kommt, dann immer nur kurzzeitig. Natürliche Hustenlöser wirken sogar noch besser. Deshalb sollten Sie auf unsere entsprechenden naturheilkundlichen Tipps zurückgreifen.

Hustenstiller

Hustenstillende Medikamente haben zwar den angenehmen Effekt, dass der Hustenreiz sich legt, sie unterbinden jedoch das Abhusten der Sekrete. Dieses ist aber unbedingt notwendig, um die Atemwege wieder frei zu bekommen und die Erreger samt deren Stoffwechselprodukten aus dem Körper zu entfernen. Geschieht dies nicht, wird der Heilprozess in die Länge gezogen und der Husten dauert an. Sie sollten sich daher nur im Ausnahmefall für einen Hustenstiller entscheiden.

Für kleine Kinder und Babys ist ein Hustenstiller niemals angezeigt, da ein Verbleiben der Flüssigkeit in der Lunge die Sauerstoffaufnahme reduziert, was zu lebensgefährlichen Situationen führen kann.

Von im Handel befindlichen Kombinationen aus Hustenlösern und Hustenstillern raten wir ab.

Sollten Sie Ihren Husten durch ein Arzneimittel unterdrückt und damit in die Länge gezogen haben, nehmen Sie Nux Vomica C 30.

Das sollten Sie bei chronischen Atemwegserkrankungen beachten
Wenn ein Husten innerhalb eines Erkältungsgeschehens auftritt, dann reagiert hier der Körper auf eine „Invasion" von Krankheitserregern von außen, wie dies im vorangegangenen Kapitel beschrieben wurde. Wenn der Körper aber wiederholt einen Husten produzieren muss, dann liegt die Ursache dafür in den inneren Stoffwechselvorgängen. Neben der allgemeinen Umweltbelastung kennt die Naturheilkunde hierfür drei wesentliche Ursachen.

Antibiotika
So lebensrettend antibiotische Medikamente auch sein können, sie schwächen leider immer auch die Immunabwehr. Nach der Behandlung bleiben zumeist noch einige Krankheitserreger übrig, die die verwirrte Körperabwehr aber aus den Augen verloren hat und nicht mehr auszumerzen versucht. Diese Resterreger scheiden pausenlos Stoffwechselprodukte aus, die auf schleichendem Wege den Körper belasten und die die Lunge dann auszuscheiden bemüht ist.

Impfungen
Einige Impfungen können dazu führen, dass die Immunabwehr verwirrt ist. Die Behandlung von Impfschäden ist ein großes Feld der Homöopathie. Ein Homöopath kann Ihnen hier also jederzeit helfen. Sie können als Erste-Hilfe-Maßnahme aber auch einige Gaben Nux vomica im Abstand von zwei Wochen geben. Lesen Sie dazu auch gerne das von der Karl und Veronica Carstens-Stiftung herausgegebene und sehr empfehlenswerte Büchlein von Ulrich Koch „Impfen im Kindes- und Erwachsenenalter".

Jodmangel
Im Jodmangelzustand kann der Körper nicht mehr ausreichend über die Ausscheidungsorgane entgiften, und die Lunge erhält dann die Aufgabe, den Organismus von Stoffwechselgiften zu befreien.

Ein Jodmangel in der Ernährung kann sich also prompt auf die Atemwege auswirken. Besonders zarte Menschen und Kinder leiden häufig an solchen Jodkatarrhen. Diese können sich in einer generellen Schwäche der Bronchien, in Krupphusten, spastischer Bronchitis, Asthma oder einfach nur durch häufig wiederkehrende Entzündungen der Bronchien zeigen.

Unabhängig, ob wiederholte Atemwegserkrankungen nun infolge eines Jodmangels selbst entstanden sind oder aber infolge von Umweltbelastungen, Antibiotika oder Impfungen – der Körper benötigt eine ausreichende Jodversorgung, um sich hier helfen zu können.

Wir sollten uns also immer wieder daran erinnern: Jod tut den Atemwegen gut. In meiner Kindheit gab es jeden Freitag Fisch zu Mittag. Dies ist eine gesunde, sehr einfache und wirkungsvolle Gewohnheit – und sie ist genussvoll!

Wenn Sie ein Kind mit schwachen Atemwegen haben, sollten Sie diese Tradition einfach wieder einführen. Der Fisch sollte aus dem Meer kommen, denn nur dieser ist jodhaltig. Es muss auch nicht immer Kabeljaufilet sein, ausnahmsweise tun es auch Fischstäbchen, Thunfisch im Salat, Heringe aus der Dose, ein Krabbenomelett oder eine leckere Fischsuppe. Für absolute Fischmuffel: Jod ist reichlich in Brunnenkresse, Bärlauch und Buchweizen enthalten.

Auch hier beobachten wir, dass der Körper natürliches Jod viel besser aufnehmen kann als aus jodierten Nahrungsmitteln wie beispielsweise dem Jodsalz. Lassen Sie die Finger von Jodsalz, das mit Fluor angereichert ist, denn diese Spurenelemente sind Antagonisten, das bedeutet, sie heben sich in der Wirkung gegenseitig auf. Kaufen Sie daher möglichst reines Salz ohne weitere Zusätze. Dies ist äußerst preiswert, gesund, und es schmeckt auch viel besser.

Rezept Bärlauchsuppe

Rösten Sie eine Scheibe gewürfeltes Toastbrot in Butter an, bis es goldbraun ist. Löschen Sie mit drei Tassen Wasser ab, und fügen Sie einen Strauß Bärlauchblätter klein geschnitten hinzu. Mit Salz und Pfeffer abschmecken. Nach 15 Minuten alles mit dem Rührstab pürieren.
Feinschmeckervariation: Mit Sahnehäubchen und Croutons servieren.

Bärlauch hat so wunderbare entgiftende Eigenschaften, dass wir nur empfehlen können, eine solche Suppe in der ganzen Bärlauchzeit, also im Frühjahr, immer wieder den Mahlzeiten hinzuzufügen. Darüber hinaus unterstützt Sie dieses

Kraut auf bequeme Weise, wenn Sie ein Paar Pfunde verlieren wollen. Die Lungen werden sehr wirkungsvoll entlastet, da die Entgiftung über Darm und Nieren ganz ausgezeichnet angeregt wird.

Inhalationen
Menschen mit einer Neigung zu wiederkehrenden oder chronischen Atemwegserkrankungen sollten sich vom Arzt einen „Pari-Boy" verschreiben lassen, ein Inhalationsgerät, in dem die zu inhalierende Flüssigkeit nicht erhitzt, sondern kalt vernebelt wird.

Inhalieren Sie bei den ersten Anzeichen eines Infektes oder Hustens Bad Emser Sole. Sollte diese Maßnahme nicht ausreichen, geben Sie eine sehr kleine Menge ausgesuchter ätherischer Öle wie Cajeput, Eukalyptus radiata oder Thymian geraniol hinzu. Diese Öle sollten so stark verdünnt sein, dass man sie beim Inhalieren geschmacklich kaum mehr wahrnimmt. Der Rolls Royce unter den Inhalationen sind echte Hydrolate. Die unserer Erfahrung nach beste Mischung besteht aus den Hydrolaten Eukalyptus, Minze, römische Kamille, Thymian thymol, Bergbohnenkraut, Myrte und Rose. (Hydrolate sind das wäßrige Abfallprodukt der Wasserdampfdestillation ätherischer Öle)

Homöopathie bei Husten

Die Homöopathie hält zahlreiche Arzneimittel für verschiedene Hustensymptomatiken bereit. Wenn man nur die „berühmtesten" und bewährtesten hier aufzählte, käme immer noch eine erstaunlich lange Liste zusammen. Lassen Sie sich davon aber nicht verwirren. Viele dieser Mittel haben Sie ja bereits in den vorangegangenen Kapiteln kennengelernt. So kommen beispielsweise *Aconitum* und *Belladonna* auch in diesem Kapitel vor. Dies mag eine gute Gelegenheit sein, die wunderbare Vielseitigkeit dieser beiden großartigen Mittel aufzuzeigen. Die „kleine" *Pulsatilla* zeigt als unser „Schleimhaut-Akrobat" auch hier wieder ihr ungeheures Wirkpotenzial, und auch die *Nux vomica*, unseren „Entgifter", treffen wir beim Husten wieder an.

Wir werden Ihnen drei weitere bemerkenswerte Mittel vorstellen, die in unserer kleinen Hausapotheke immer wieder und bei den verschiedensten Beschwerden zur Verwendung kommen werden. Zum einen ist es die *Bryonia* mit ihren „stechenden Schmerzen“, dann gibt es *Causticum* mit seinem Wundheitsgefühl und *Ipecacuanha* mit dem „Würgereiz“ als Leitgedanke.

Jedes der in unserer Tabelle aufgeführten Mittel wird bei einem Husten gute Wirkung zeigen, ganz unabhängig davon, ob die von uns beschriebenen Besonderheiten nun exakt oder nur teilweise zutreffen. Vielleicht ist dies eine gute Gelegenheit, an dieser Stelle noch einmal in Erinnerung zu rufen, dass ein Homöopath jubelt, wann immer er die Causa einer Beschwerde kennt, also die Ursache einer Symptomatik.

Beginnen wir mit unseren beiden „alten Bekannten“ als bewährte Anfangsmittel – *Aconitum* und *Belladonna*. In vielen Fällen haben wir vermutlich diese Mittel schon im Vorfeld eines Hustens angewendet, nämlich dann, wenn zuvor Fieber auftrat oder unser Körper alle Anzeichen zeigte, dass ein Infekt im Anmarsch war.

Aconitum

Anfangsmittel

Aconitum kommt als Hustenmittel in der Anfangsphase zum Einsatz, oder wenn ein Fieber mit der *Aconitum*-Charakteristik zuvor oder begleitend vorhanden ist – also stürmisch, ängstlich und mit Unruhe.

Charakteristik	Plötzliches Erscheinen der Beschwerden
	Frühes Stadium des Hustens: trocken, noch nicht gelöst
	Großer Durst, weil der Körper die Sekrete lösen möchte
	Der rapide Verlauf der Symptome kann unruhig und ängstlich machen
Causa	Folge von kaltem Wind
	Folge von Schock oder Schreck
Bemerkung	Wenn der Husten sich löst, hat *Aconitum* seine Arbeit getan

Belladonna

Anfangsmittel

Der Verlauf bei *Belladonna* ist nicht so stürmisch wie bei *Aconitum*.

Charakteristik	„*Belladonna* bellt, beißt und brennt", sagt man Dies bezieht sich auch auf den *Belladonna*-Husten Ein trockener, hartnäckiger, bellender Husten mit Brennen und Beißen der Schleimhäute
Causa	Zugluft
Bemerkung	Für Menschen geeignet, die zu Erkältungen neigen

Spongia

Spongia eignet sich generell bei trockenem, schmerzhaftem Husten. Das Mittel ist jedoch dann optimal, wenn ein seelisches Aufgewühltsein die Beschwerden begleitet, beispielsweise bei einem Kind vor der Einschulung, im Umfeld von Bewerbungsgesprächen, nach Auseinandersetzungen, Ungerechtigkeiten oder Veränderungen, die uns emotional sehr belasten.

Charakteristik	Alles ist trocken, wie von einem Schwamm „ getrocknet", manchmal auch Lippen, Mund und Schleimhäute Der Husten ist ungelöst, also ebenfalls trocken Schlaf bessert
Causa	Seelische Aufregung
Bemerkung	Alles ist trocken

Bryonia

Ein trockener Husten, der nur morgens gelöst ist und einen stechenden Schmerz verursacht.

Charakteristik	Großer Durst, auch hier erkennen wir das Bestreben des Körpers, die Sekrete verflüssigen zu wollen Körperliche Bewegung verschlimmert, ebenso starkes Einatmen *Bryonia* braucht absolute körperliche und emotionale Ruhe
Bemerkung	Schmerz beim Husten, als wolle der Brustkorb bersten, wenn dies stark ausgeprägt ist, hält sich der Mensch beim Husten mit Armen und Händen den Brustkorb

Rumex

Rumex ist das Mittel der Wahl, wenn ein Kitzeln im Hals einen trockenen Husten auslöst.

Charakteristik	Das Einatmen kalter Luft scheint einen erneuten Hustenanfall auszulösen

Causticum

Das Hustenmittel par excellence bei Wundheitsgefühl oder Sommerhusten

Charakteristik	Alles fühlt sich roh, rau oder wund an Es kann zu Kurzatmigkeit kommen
Bemerkung	Sommerhusten

Pulsatilla

Das Hustenmittel schlechthin, wenn die Symptome sich ständig verändern oder wir uns nicht wirklich auf ein anderes Hustenmittel festlegen möchten. Steigen Sie dann mit *Pulsatilla* ein, und warten Sie ab, ob der Husten in eine Charakteristik übergeht, für die Sie ein passenderes Mittel finden können.
Ist dies nicht der Fall, dann warten Sie einfach ab.

Charakteristik	*Pulsatilla* eignet sich bei trockenem Husten und auch später, wenn er sich gelöst hat Deutliches Verlangen nach frischer Luft, selbst wenn man friert. *Pulsatillas* Traum wäre, im Winter in der Sonne draußen zu liegen, eingekuschelt in einen polartauglichen Schlafsack, der nur das Gesicht freilässt und in den möglichst noch der Partner oder die Mama mit hinein passt.
Causa	Folge von Verkühlung
Bemerkung	Verlangen nach frischer Luft trotz Frierens

Ipecacuanha

Sie ist ebenfalls ein Allrounder unter den Hustenmitteln. Sie eignet sich ebenso bei trockenem wie auch gelöstem Husten.

Charakteristik	*Ipecacuanha* zeigt uns Hustencharakteristiken aller Art. Sie passt besonders dann, wenn wir einen Würgereiz im Zusammenhang mit dem Husten beobachten können. Dies ist oft bei Kindern der Fall, weshalb sie sich bei ihnen besonders gut eignet
Bemerkung	Husten bis zum Würgereiz saubere Zunge – rotes Gesicht“

Drosera

Sie eignet sich bei gelöstem Husten, der von einem Kitzeln im Hals verursacht wird.

Charakteristik Viele von uns werden diesen lästigen Husten wiedererkennen: Er nervt unsere Mitmenschen oft ebenso wie den Hustenden selbst. Er ist zwar gelöst, doch er scheint einfach nicht zur Ruhe kommen zu wollen.
Wenn man glaubt, ihn überstanden zu haben, setzt er von Neuem ein.

Causa Folge von Verkühlung

Bemerkung Kitzelhusten, Keuchhusten, der sich vor allem nachts verschlimmert

Nux vomica

Die Lunge gehört tatsächlich zu den ausleitungsfähigen Organen. Das bedeutet, dass ein Husten manchmal auch einfach nur die Aufgabe hat, den Körper zu reinigen. Der *Nux vomica*-Husten ist ein Bemühen des Körpers, sich von Giften aller Art zu befreien. Manchmal sind es auch einfach nur die Stoffwechselschlacken nach durchlebten Infekten, die den Körper unvollständig oder verzögert in die Heilung gelangen lassen.

Causa Folge von Streß und Überlastung, körperlich wie auch emotional
Folge von Arzneimitteln, Genussmitteln, Stress

Bemerkung Der „verschlackte Manager-Husten"
Entgifter
Gutes Schlussmittel

Eupatorium perfoliatum

Sollte ein Husten von Gliederschmerzen begleitet sein, so ist *Eupatorium perfoliatum* das Mittel der Wahl.

Tabelle zur Mittelfindung bei Husten

		Aconitum	Belladonna	Spongia	Bryonia
Charakteristik	Trocken	✸	✸	✸	✸
	Gelöst				morgens
	Bellend	✸	✸	✸	
	Anfallsweise		✸	✸	
	Quälend		✸		
	Erstickend	✸		✸	✸
	Rasselnd				✸
	Würgereiz				✸
	Schmerzhaft		✸	✸	
	Krampfhaft	✸	✸		✸
Leitgedanke		plötzlich	hartnäckig	Schmerzhusten	stechende Schmerzen
Tipp		gutes Anfangsmittel	gutes Anfangsmittel	bewährtes Kindermittel	
Modalitäten	**Schlimmer**		nachts	seelische Aufregung	Bewegung, Einatmen
	Besser			Schlaf	absolute Ruhe, geistig und körperlich
Allgemein		Unruhe, ängstlich	große Erkältungs-neigung, Rötung von Gesicht oder Augen	große Trockenheit	Zerspren-gungsschmerz, hält sich den Brustkorb beim Husten, großer Durst!
Causa		Folge von kaltem, scharfen Wind, Schreck, Schock	Zugluft	seelische Aufregung	

Rumex	Causticum	Pulsatilla	Ipecacuanha	Drosera	Nux Vomica
✸	✸	✸	✸		✸
	✸	✸	✸	✸	✸
✸	✸			✸	
✸	✸	✸	✸	✸	✸
	✸		✸	✸	✸
	✸		✸	✸	✸
	✸	✸	✸		✸
		✸	✸	✸	✸
	✸			✸	
		✸	✸		✸
	Gefühl wie wund	Schleimhaut-akrobat	Würgereiz		Entgiften
		im Zweifelsfall	bewährtes Kindermittel	bewährtes Kindermittel	gutes Schlußmittel
Einatmen kalter Luft	bei klarem, schönen Wetter, Bücken	in geschlossenen Räumen, Anstrengung	Wind	nachts im Liegen	bei und nach dem Essen
	bei feuchtem, nassen Wetter	In frischer Luft, Aufsetzen			
Kitzeln im Hals verursacht trockenen Husten	Rauheit und schmerzhafte Wundheit in Hals oder Brustkorb, kurzatmig	ständiger Wechsel der Symptome, durstlos, erschütternd,	Husten bis zum Brechreiz, kurzatmig, asthmatisch	ständiger Kitzelhusten, Tränenfluß, Keuchhusten	
		Verkühlung		Verkühlung	Folge von Stoffwechsel-überlastung, Streß, Ärger

Ohrenschmerzen

Das Heilbestreben des Körpers

Wie bei anderen Erkältungssymptomen auch können wir bei Ohrenschmerzen zwischen nichtinfektiösen und infektiösen Geschehen unterscheiden. So kann es im Verlaufe einer Erkältung zu einer Mitbeteiligung der Ohren kommen. Ohrenschmerzen können aber auch ganz andere Ursachen haben:

Nichtinfektiöse Ohrenschmerzen

Gerade Menschen mit empfindlichen Ohren neigen dazu, auf Kälteeinwirkung oder Zugluft mit Ohrenschmerzen zu reagieren. Einige von Ihnen kennen das sicherlich: Kaum hat man einmal beim Skifahren die Mütze vergessen, stellen sich nach kurzer Zeit Ohrenschmerzen ein. Manchmal reicht auch schon der Aufenthalt im Freien völlig aus, wenn die Ohren großer Kälte oder starkem Wind ausgesetzt sind. Kälte bewirkt, dass sich die Gefäße zusammenziehen und das führt zu einer Reizung der Nerven. In den meisten Fällen klingen die dadurch auftretenden Schmerzen wieder ab, sobald die Ohren gewärmt und vor weiterer Kälteeinwirkung geschützt sind.

Infektiöse Ohrenschmerzen

Ohrenschmerzen entstehen durch einen Druckaufbau im Innenohr. Dieser Druck kann immer dann entstehen, wenn Sekrete nicht mehr ablaufen können. Der Nasenrachenraum und das Mittelohr sind über ein röhrenartiges Gebilde – die sogenannte Eustach'sche Röhre - miteinander verbunden. Ist diese Röhre zugeschwollen, kann das angesammelte Sekret nicht zur Nase zurückfliessen. Schwillt diese Verbindung nun ab, ist der Weg zur Nase wieder frei und der Körper kann das Sekret nach außen bringen. Der Druck auf das Trommelfell lässt nach und die Schmerzen werden schwächer.

Ist ein Rückfluss zur Nase nicht oder nicht ausreichend möglich, verschafft sich der Körper einen anderen Ausweg. Es kann nun zu einem spontanen Trommelfelldurchbruch kommen und das meist eitrige Sekret fließt über das Ohr ab. Wenn dieses Geschehen dem einen oder anderen von Ihnen vielleicht Angst macht, mag das Wissen helfen, dass das Trommelfell in der Regel nach circa 4 Stunden wieder geschlossen ist. Außerdem tritt nach solch einem Durchbruch fast zeitgleich Erleichterung ein, die Schmerzen lassen deutlich nach.

Hat sich ein Infekt bis in die Region der Ohren ausgeweitet, müssen wir aber keinesfalls immer gleich von einer Mittelohrentzündung ausgehen. Die Ohren und die umliegenden Regionen sind reichlich mit Nervenzellen ausgestattet und reagieren daher sehr empfindlich auf infektiöse Prozesse.

Naturheilkunde bei Ohrenschmerzen

Um es nicht erst zu einer Ohrenentzündung kommen zu lassen, gibt es einige wirksame Vorbeugungsmaßnahmen:

Kündigt sich ein Infekt bereits an, halten Sie unbedingt die Ohren warm, vermeiden Sie Zugluft, und tragen Sie Sorge dafür, dass ein vorhandener Schnupfen im Fließen bleibt.

Wenn Ihre Kinder für Ohrenschmerzen anfällig sind, sollten sie immer ein wärmendes Stirnband in der Jackentasche haben. Und wenn Sie selbst diese Neigung haben, sollten Sie Schwimmbadbesuche im Winter und den Übergangszeiten vermeiden.

Sobald Ohrenschmerzen auftreten, sollten Sie handeln.

Trinken Sie warmen Tee, obwohl jedes andere Getränk es auch tut. Wichtig ist hier nicht eine mögliche Heilwirkung durch das Getränk, sondern dass der Organismus mit genügend Flüssigkeit versorgt wird.

Vermeiden Sie, dass Wasser in die Ohren gelangt. Wärmen Sie das Ohr nur, wenn es selbst noch nicht warm ist. Im Zweifelsfall wärmen Sie es einfach nicht.

In diesem frühen Stadium haben Sie noch gute Chancen, mit einfachen Rezepturen den Schmerz zu bekämpfen und ein Voranschreiten der Entzündung abzuschwächen. Unser Favorit ist hier das ätherische Öl Lavendel vera. Es wirkt schmerzlindernd, entzündungshemmend und besänftigend und ist auch bei Kindern bedenkenlos anwendbar. Nehmen Sie einfach einen Wattebausch und formen diesen zu einem kleinen Ball, geben Sie einen Tropfen des ätherischen Lavendelöls darauf, und drücken Sie das Ganze dann vorsichtig in das Ohr.

Um den gereizten Zellen rund um die Region des Mittelohres Erleichterung zu verschaffen, können Sie diese auch ganz sanft mit „Retterspitz äußerlich" massieren. Retterspitz ist ein fertiges Präparat, welches aus einer Mischung ätherischer Öle besteht.

Bei manchen Ohrenschmerzen helfen auch die altbewährten Zwiebelwickel.

Schneiden Sie eine Zwiebel in kleine Würfel, und wickeln Sie diese in ein Leinentuch, welches anschließend auf das Ohr gelegt wird.

Wenn die Ohren verstopft sind, so dass Sie am liebsten zu einem Wattestäbchen greifen würden, ist ein warmer (kein heißer!) Kamillentee empfehlenswert. Füllen Sie ihn in eine Munddusche, die auf geringster Stufe eingestellt wird. Dann sprühen Sie sich vorsichtig den Tee in die Ohren. Das befreit sehr rasch und gründlich.

Stellen Sie fest, dass eigentlich fast jeder Erkältungsinfekt von Ohrenschmerzen begleitet ist, liegt die Ursache hierfür meist in einer chronischen Reizung der Nebenhöhlen. Für diesen Fall gibt es keine bessere vorbeugende Behandlung als die mehrmalige Anwendung von Ohrenkerzen. Beachten Sie bitte, diese Anwendungen stets in beschwerdefreien Zeiten durchzuführen. Niemals dann, wenn ein Infekt besteht oder Ohrenschmerzen bereits da sind.

Ohrenkerzen sind ca. 25 cm lange Röhrchen, die größtenteils aus Bienenwachs, Leinen, ätherischen Ölen und Kräutern bestehen. Zünden Sie zunächst die Kerze an einem Ende an und führen Sie anschließend das andere Ende vorsichtig in das Ohr ein. Sie sollten dabei auf der Seite liegen, so dass die Kerze senkrecht gehalten werden kann. Durch die entstehende Kaminwirkung wird Ohrenschmalz nun ganz allmählich nach oben gezogen und lagert sich an den Innenwänden der Kerze ab.

Der Körper reagiert auf diesen sanften Reiz mit der Erneuerung des Ohrenschmalzes. Dieses neue Ohrenschmalz hat eine bessere Qualität, es wird jeweils nach einer Anwendung mit Ohrenkerzen heller sein, als vorher. Da dem Ohrenschmalz auch heilende und infektabwehrende Eigenschaften innewohnen, ist dies von Vorteil. Der Impuls zur Produktion des Ohrenschmalzes kommt aus den inneren Regionen der Ohren und den Gebieten um die Nebenhöhlen. Diese beteiligen sich dann wie in einem Domino-Effekt an der Neuproduktion und erneuern sich somit quasi ein Stück weit auch selbst. So erklärt sich, dass die Anwendung der Ohrenkerzen ihr Hoheitsgebiet in der Behandlung von Nebenhöhlenentzündungen hat.

Bei starken, langanhaltenden Schmerzen

Es ist keine Niederlage, wenn Sie in solchen Fällen zu einem Schmerzmittel greifen. Eine Mittelohrentzündung ist keinesfalls mit Bauchschmerzen oder einem aufgeschrammten Knie zu vergleichen. Deshalb ist es auch sinnvoll, die Erkrankung und ihren Verlauf durch einen Arzt begutachten zu lassen.

Gerade Müttern fällt es schwer, bei Schmerzanfällen Ihrer Kinder ruhig zu bleiben, was nur allzu verständlich ist. Die kleinen Patienten heulen aus dem Nichts heraus jämmerlich auf, beruhigen sich dann oft für einen kurzen Moment, um dann erneut aufzuschreien. Die Heftigkeit dieser Attacken kann Unruhe und auch Angst erzeugen.

Viele Mütter haben uns berichtet, dass dieses Gemisch aus Hilflosigkeit, Mitgefühl und ständigen Schreiattacken sie regelrecht aggressiv mache. Wir können Sie also ein wenig trösten, falls Sie ähnlich empfinden und deshalb ein schlechtes Gewissen haben sollten. Sie sind mit diesen Gefühlen nicht alleine!

Wir raten Ihnen in einer solchen Situation, unbedingt auch für sich selbst zu sorgen. Vermeiden Sie jeden zusätzlichen Stress, gönnen Sie sich Ruhe und Erholungsphasen, wann immer diese möglich sind.

Homöopathie bei Ohrenschmerzen

Wir möchten Ihnen nun drei Arzneien vorstellen, die sich bei Ohrenschmerzen hervorragend bewährt haben. Alle drei sind Meister ihres Faches und überdies sehr klar von einander zu unterscheiden.

Pulsatilla

Pulsatilla ist das Mittel der Wahl, wenn den Ohrenschmerzen ein Erkältungsinfekt oder ein Schnupfen vorausging. Wieder ist es ihre Fähigkeit, die Dinge ins Fliessen zu bringen, die wir bei auftretenden Ohrenschmerzen so dringend benötigen.

Charakteristik	Das Ohr ist heiß oder fühlt sich heiß an
	Rötung des Ohres oder Innenohres
	Bereits angesammeltes Sekret hinter dem Trommelfell beeinträchtigt das Gehör
	Abends und nachts sind die Schmerzen stärker
	Gefühl, als wäre das Ohr verstopft
Causa	Folge von Verkühlung
Bemerkung	Nach oder mit Schnupfen
	Zwiebelwickel helfen

Chamomilla

Chamomilla gibt man, wenn vorhandene Ohrenschmerzen sich immer wieder zu Attacken steigern. Auch hier begegnen wir der Quengeligkeit unterhalb der Ohrenschmerzen, in den Attacken jedoch können die Kinder dies durch verstärktes Weinen zum Ausdruck bringen.

Charakteristik	Ohrenschmerzen, die als Begleiterscheinung oder infolge des Zahnens auftreten Nachts und beim Bücken schlimmer Manchmal sind die Ohrendrüsen beteiligt Das Ohr ist empfindlich gegen Wind
Bemerkung	Mit oder nach Zahnweh. Kinder sind quengelig und möchten gern herum getragen werden. Ohrenschmerzen bei Luftdruckschwankungen im Flugzeug

Belladonna

Der *Belladonna*-Ohrenschmerz ähnelt dem von *Pulsatilla* und *Chamomilla*. Auch er ist stechend, drückend., doch kommt die Eigenschaft des Ausstrahlens hinzu. Er kann in viele Richtungen ausstrahlen.

Charakteristik	Einem *Belladonna*-Ohrenschmerz muss kein Schnupfen vorausgehen, er kommt zumeist direkt Typisch ist sein Ausstrahlen in alle möglichen Richtungen: zum Gesicht, hinter das Ohr, nach unten und außen Geräusche und Lärm verschlimmern den Schmerz
Causa	Folge von Kälte
Bemerkung	Der Schmerz strahlt aus

Ferrum phosphoricum

Ein Ohrenschmerz, der *Ferrum phosphoricum* als Arznei benötigt, ist noch nicht so schmerzhaft. Es besteht ein leichter Druck, oder ein pulsierender, nicht all zu großer Schmerz.

Charakteristik	pulsierende Ohrenschmerzen Nachlassen der Hörfähigkeit durch Flüssigkeitsansammlung hinter dem Trommelfell. Tubenkatarrh der Kinder Zu Beginn einer Ohrenentzündung, wenn der Ohrenschmerz noch nicht so stark ist. Beim Abklingen der Schmerzen nach einer Ohrenentzündung.
Bemerkung	Wenn Kinder Ohrenschmerzen haben, eignet sich *Ferrum phosphoricum* als Zwischenmittel. Das Vorhandensein eines Tubenkatarrhs, also eines entzündlich gereizten Zustandes des Innenohres, ist ausreichend für die Anwendung von *Ferrum phosphoricum*.

Hepar sulfuris

Konnte sich trotz aller Bemühungen eine Entzündung des Ohres nicht vermeiden lassen, ist oft *Hepar* das Mittel der Wahl. Die Sekrete sind entzündlich oder eitrig. Oft kann man einen unangenehmen, entzündlichen Geruch aus dem Mund, der Nase oder aus den Sekreten wahrnehmen.

Charakteristik	*Hepar sulfuris* ist das probate Mittel bei vorhandener eitriger Mittelohrentzündung. Berührung oder Kälte werden am Ohr nicht ertragen Eitrige Entzündung Manchmal Geruch nach Käse

Bemerkung Bei einer eitrigen Mittelohrentzündung wird der Arzt Ihnen ein Antibiotikum empfehlen. Bis dieses jedoch zu wirken beginnt, vergeht einige Zeit von etwa 24 bis 36 Stunden. Versuchen Sie in der Zwischenzeit eine Gabe *Hepar sulfuris*. Auch, wenn das Ohr sich durch das Trommelfell schon entleert haben sollte, können Sie *Hepar sulfuris* noch zur Unterstützung der Abheilung geben.

Schließen Sie eine eitrige Ohrenentzündung im Ausklingen mit *Ferrum phosphoricum* ab.

Geben Sie im Zweifelsfalle *Pulsatilla* – auch als Zwischenmittel – sie bringt die Dinge wieder ins Fließen.

Geben Sie bei einem stürmischen Verlauf der Ohrenschmerzen *Aconitum* vorweg.

Nach der Ausheilung einer Ohrenentzündung können Sie die Abwehrkraft von Innenohr und Nebenhöhlen mit einigen Anwendungen von Ohrenkerzen unterstützen - siehe Seite 101.

Tabelle zur Mittelfindung bei Ohrenschmerzen

		Belladonna	Chamomilla
Charakteristik	Stechend	✸	✸
	Reißend	✸	✸
	Pulsierend	✸	
	Drückend		✸
	Schwerhörig	✸	
	Durch Luftdruck-veränderung im Flugzeug		✸
	Schmerz strahlt ins Gesicht	✸	
Leitgedanke		Schmerz strahlt aus in viele mögliche Richtungen	quengelig überempfindlich
Tipp			
Modalitäten	**Schlimmer**	durch Geräusche und Lärm	nachts, beim Bücken, Berührung
	Besser		
Allgemein		Schmerzen erstrecken sich zum Gesicht, nach außen, nach unten, hinter das Ohr	mit oder nach Zahnweh, Zahnungsbeschwerden, anfallsartige Verschlimmerung, Ohr ist generell empfindlich gegen Wind
Causa		Folge von Kälte	

Ganz zu Beginn: Aconitum

	Pulsatilla	Ferrum phosphoricum	Hepar sulfuris
	✸		✸
	✸		
	✸	✸	
	✸		
	✸		✸
	bringt alles ins Fließen	Tubenkatarrh	eitrig, Mittelohrentzündung
	im Zweifelsfall	Kindermittel	Absonderungen riechen nach Käse
	nachts oder abends		Berührung Kälte
	durch Zwiebelwickel		Wärme
	Tubenkatarrh, Mittelohrentzündung nach oder mit Schnupfen, Gefühl als wäre das Ohr verstopft	Tubenkatarrh der Kinder	das Ohr ist extrem berührungsempfindlich
	Verkühlung		

Halsschmerzen

Das Heilbestreben des Körpers

Kommt es unterhalb einer Erkältung zu einer Ausweitung des Infektes in die Rachen- und Halsschleimhäute, dann reagieren die dortigen Schleimhäute mit den gleichen Abwehrprinzipien, wie alle unsere anderen Schleimhäute auch. Der Körper stellt die Gefäße weiter um seine Abwehrmaßnahmen besser durchführen zu können. Dies bemerken wir durch ein Schwellungsgefühl des inneren Halses, die Schleimhaut ist viel empfindlicher, als sonst, sie kann sich zunächst trocken und rauh anfühlen und das Schlucken wird vermutlich schmerzhafter sein. Manchmal ist man dann auch heiser.

Je intensiver die Entzündung, desto intensiver wird dann auch das Schmerzempfinden.

Eiter entsteht immer dann, wenn ein weißes Blutkörperchen gemeinsam mit einem Krankheitserreger abstirbt. Viele solcher abgestorbenen Blutkörperchen ergeben dann das eitrige Sekret, welches der Körper in jedem Fall loszuwerden versucht. So kann also auch eine Halsentzündung einen eitrigen Charakter bekommen.

Nicht jede Halsentzündung führt auch zwangsläufig zu einer Entzündung der Mandeln. Unsere Mandeln jedoch sind wichtige Abwehrzentren des Körpers. Eine Entzündung der Mandeln ist zwar unangenehm und sollte auch binnen eines angemessenen Zeitraumes wieder abklingen. Sie zeigt uns aber auch deutlich, wie hochtourig unser Körper mit wichtigen Abwehrmaßnahmen beschäftigt ist.

Naturheilkunde bei Halsschmerzen

Sollten Sie zu Halsschmerzen neigen, oder während einer Erkältung befürchten, dass Halsschmerzen sich einstellen können dann versuchen Sie, diese zu vermeiden:
Tragen Sie ein Halstuch um den Hals zu wärmen.

Atmen Sie, wenn Sie sich im Freien aufhalten, möglichst durch die Nase.

Sorgen Sie für ausreichend Feuchtigkeit des Halsesinneren. Das Lutschen eines ganz gewöhnlichen Bonbons sorgt für verstärkten Speichelfluß. Durch die so entstehende Feuchtigkeit der Schleimhäute kann der Körper seine Abwehrschranken besser aufrecht erhalten. Darüber hinaus befinden sich im Speichel sowohl schmerzstillende als auch antibakterielle Substanzen, die so vermehrt zum Einsatz kommen können.

Sorgen Sie für ausreichend Luftfeuchtigkeit, insbesondere der beheizten Räume.

Seit alters her gilt bei Halsentzündungen: Nicht nur der Hals, sondern die Füße sollten warm gehalten werden.

Gerade in den nasskalten Jahreszeiten gibt es keine bessere Vorbeugung gegen Erkältungsbeschwerden als ein ansteigendes Fußbad vor dem Schlafengehen. Es bringt kurzfristig die Sekrete der oberen Atemwege ins Fliessen und wirkt daher wie einabendlicher Reinigungsgang der dortigen Schleimhäute.

Und so machen Sie es richtig: Stellen Sie Ihre Füße in eine Schüssel mit warmem Wasser, und geben Sie nach und nach heißes Wasser hinzu – immer nur so viel, wie es Ihnen angenehm ist.

Sind die Halsschmerzen erst einmal da, mag sich für viele die Frage stellen: Soll man den Hals nun kühlen, oder soll man ihm Wärme geben? Es gibt in der traditionellen Volksheilkunde Rezepturen sowohl für das Wärmen, als auch für das Kühlen.

Eines der wichtigsten Gesetze der Heilkunde lautet: Äußere Wärme fördert die Durchblutung und somit auch den Heilprozess, sie verstärkt aber zugleich die Beschwerden. Kälte hemmt die Beschwerden, drosselt jedoch die Entzündung und somit den Heilprozess. Da ist es manchmal nicht so leicht, zu entscheiden, ob man nun Wärme oder Kälte zur Anwendung bringen sollte.
Unser Rat ist hier: Es genügt vollkommen, den Hals vor Kälteeinwirkung zu schützen, beispielsweise mit einem Halstuch.

Ein weiteres Eingreifen, wie das Bestrahlen mit einer Rotlichtlampe, dem reichlichen Verzehr von Speiseeis, heißen Kartoffelwickeln, oder kalten Quarkwickeln werden entweder in das Heilgeschehen oder in das Schmerzempfinden eingreifen. Das kompliziert alles nur unnötig, die Beschwerden werden aus ihrer Kontinuität gebracht, und es mag dann manchmal Kopfzerbrechen bereiten, wie man denn zum jeweiligen Zeitpunkt weiter eingreifen solle. Verlassen Sie sich auf Ihren Körper, er wird den Heilprozess gekonnt und balanciert meistern.

Sind die Halsschmerzen von Heiserkeit begleitet, empfiehlt es sich, die Stimme zu schonen. Warme Milch mit Honig legt sich wie ein Film über die entzündlichen Bereiche und mildert das oft vorhandene Kratzen im Hals.

Bewährt haben sich auch Inhalationen mit schmerzstillenden und entzündungshemmenden Kräutern. Hier sind Kamille, Lavendel und Rosengeranie zu empfehlen. Kommt Heiserkeit hinzu, ist Salbei das Mittel der Wahl.

Ansonsten gilt bei Halsschmerzen, was auch für alle anderen Erkältungssymptome gilt: Halten Sie sich warm, und meiden Sie trockene Luft. Nehmen Sie ausreichend Flüssigkeit zu sich. Lutschen Sie Bonbons, egal welche, denn das Lutschen an sich erhöht die Feuchtigkeit im Hals- und Rachenbereich.

Hierzu noch ein Tipp: Viele Lutschbonbons, die bei Halsschmerzen angeboten werden, enthalten antibiotische Bestandteile. Diese verzögern aber unnötig den Heilprozess und belasten darüber hinaus den Körper. Dies sollten Sie bei Ihrer Wahl bedenken.

Homöopathie bei Halsschmerzen

Manch ein Halsschmerz entsteht erst im Verlaufe eines Erkältungsinfektes, ein anderer mag einen solchen ankündigen, ein weiterer setzt zeitgleich mit dem Infekt ein. Wir kennen viele Patienten, bei denen die eine oder andere Variante zur Regel geworden ist. Es scheint tatsächlich so zu sein, dass jeder Mensch seine Art und Weise, einen Infekt durchzustehen, gut kennt, weil sich Charakteristik und Ablauf stets wiederholen.

Auch die Homöopathie kennt einige „Klassiker“ zur Behandlung von Halsschmerzen. Von ihnen haben wir für Sie die wichtigsten zusammengestellt. Einige von ihnen sind „quadratisch, praktisch und gut“.

Anfangsmittel:

Aconitum und *Belladonna*, passen im Grunde immer, und besonders dann, wenn ein Fieber mit einhergeht. Steigen Sie dann einfach mit einem dieser beiden Allrounder ein, und warten Sie ab, ob die Beschwerden später in eine speziellere Symptomatik übergehen, die zu einem anderen Arzneimittel besser passen. Sollten Sie anfangs keinerlei Idee für ein anderes Mittel haben, dann ist der Einstieg in einen Halsschmerz mit *Phytolacca* immer richtig.

Die Mittel *Apis* und *Causticum* und sind ebenfalls gute Anfangsmittel und eignen sich auch für die weiteren Phasen des Halsschmerzes. Achten Sie hier auf deren charakteristische Eigenschaften.

Die Mittel *Lachesis* und *Hepar sulfuris* passen auch dann noch, wenn die Halsentzündung bereits weit fortgeschritten ist, was an ihrer Symptomatik erkennbar ist. Sollten diese Mittel für Sie bereits am Anfang passen, dann „lesen“ Sie die Symptomatik bitte entsprechend, und stützen Sie sich mehr auf die Charakteristik der Mittel als auf die Reife der Symptome.

Wenden Sie im Zweifelsfall *Phytolacca* an.

Phytolacca

Anfangsmittel par excellence

Bemerkung	*Phytolacca* ist bei Halsschmerzen ein Allrounder. Geben Sie *Phytolacca* sofort am Anfang von Halsschmerzen, wenn sonst keine anderen Symptome da sind Angina, Seitenstrangangina Schmerz an der Zungenwurzel, die beim Schlucken bis in die Ohren ausstrahlen Schmerzen im Hals wie von einer heißen Kugel, kann nichts Warmes schlucken Auch einige Tage nach einer Angina geben

Aconitum

Anfangsmittel

Halsschmerz , trocken, brennend, der ganze Hals scheint rauh oder wund.

Charakteristik	Halsschmerzen, die mit Fieber einhergehen Halsschmerzen, die plötzlich auftreten Im weiteren Verlauf kann der Schmerz unerträglich werden und unruhig machen
Causa	Folge von kaltem, scharfen Wind, Schock, Schreck, Angst oder Ärger
Bemerkung	Ein gutes Einstiegsmittel, wenn sonst noch keine Symptome zu erkennen sind

Belladonna

Anfangsmittel

Wir fühlen den Hals „dick" werden. Er kann sich trocken anfühlen oder brennend schmerzen

Charakteristik Im weiteren Verlauf nimmt der Schmerz weiter zu , er kann ausstrahlen, beispielsweise zu den Ohren. Manchmal hat ma das Gefühl, einen Fremdkörper im Hals zu haben. Auch im eitrigen Stadium leistet *Belladonna* noch gute Dienste.
Kälte wird gemieden.

Bemerkung *Belladonna* eignet sich für Menschen, bei denen ein Erkältungsinfekt stets im Hals anfängt
Diese greifen dann auch bei der kleinsten Affektion gerne zum Halstuch, um den Hals vor kalter Luft zu schützen
Belladonna gilt als das Einstiegsmittel bei Halsschmerzen

Apis

Denken Sie bei *Apis* an einen Bienenstich. Denn Symptome, die *Apis* benötigen, haben eine Ähnlichkeit zu ihm. Wir finden eine Schwellung, eine Rötung und manchmal auch einen feinen Glanz, als wäre „der Stich" mit einer klaren Glasur überzogen.

Beim Hineinschauen in den Hals treffen wir bei einem Halsschmerz, der *Apis* benötigt, ganz ähnliche Symptome an: Rötung und Schwellung.

Diese Ähnlichkeit ist auch in der Empfindung vorhanden. Es mag stechende Halsschmerzen auch bei anderen Mitteln geben, das Stechen bei *Apis* ist aber fein und sehr eng umschrieben, fast so, als säße ein kleiner Bienenstachel noch irgendwo im Hals.

Charakteristik Kälte und kalte Anwendung bessern enorm

Causa Folge von Eifersucht, Zorn, schlechten Nachrichten, manchmal ist einem im übertragenen Sinne auch das Wort im Hals stecken geblieben
Nach Durchnässung, wenn die Charakteristik passt

Causticum

Auch bei den Halsschmerzen steht der Leitgedanke *Causticums* im Vordergrund: Ein vorherrschendes Gefühl von Wundheit. Manche Menschen sagen dann: „Mein Hals fühlt sich an, als sei er innerlich verbrüht oder roh".

Charakteristik	Bücken kann die Schmerzen verschlimmern Heiserkeit kann sich hinzugesellen Brennschmerz, wie roh oder wund Heiserkeit mit Wundheitsgefühl
Bemerkung	Ein besonderer Hinweis darauf, dass eine Beschwerde *Causticum* als Arznei benötigt, ist die Inkontinenz bei Husten, Niesen oder Lachen

Lachesis

Ähnlich, wie man es sich nach dem Biß einer Schlange vorstellen kann, hat *Lachesis* ein ausgesprochenes Schwellungsgefühl. Es ist, als wäre etwas Fremdes im Hals, was man am liebsten herunterschlucken würde oder anders gerne loswerden möchte. In ausgeprägten Fällen kann es bis zum einem Erstickungsgefühl führen. Es kann dann ein Lähmungsgefühl einsetzen, das Schlucken wird ohnehin gemieden, und wenn, dann funktioniert es nicht mehr richtig, es kann sein, dass dabei Flüssigkeiten in die Nase gelangen.

Charakteristik	Extreme Berührungsempfindlichkeit. Nichts wird am Hals vertragen Manchmal einseitiger Halsschmerz, oder er wechselt die Seiten Wärme unerträglich Berührung unerträglich Leeres Schlucken unerträglich Schlucken von Flüssigkeiten schlimmer als das von festen Speisen

Causa Langandauernder Kummer
Bemerkung Für einen Halsschmerz besteht ungewöhnliche allgemeine Schwäche.

Hepar sulfuris

Neben *Belladonna* ist *Hepar* das Mittel, welches selbst bei einer eitrigen Entzündung noch große Dienste leistet. Entzündlicher unangenehmer oder käsiger Geruch oder Geschmack.

Charakteristik Splitterschmerz, pieksender Schmerz, schlimmer, wenn man den Kopf zur Seite dreht oder gähnt.
Außerordentlich empfindlich gegen kalte Luft.
Hepar sulfuris sucht Wärme

Tabelle zur Mittelfindung bei Halsschmerzen

		Phytolacca	Aconitum	Belladonna
Charakteristik	Kratzen	✸		
	Brennend		✸	✸
	Stechend		✸	✸
	Fein stechend		✸	✸
	Plötzlich stechend			
	Berührungsempfindlich			✸
	Wund, roh			✸
	Splitterschmerz	✸		
	Schwellung	✸		✸
	Erstickungsgefühl			
	Fremdkörpergefühl	✸		✸
Leitgedanke		Hals samt aller Schleimhäute	stürmischer Verlauf	bei ausstrahlenden Schmerzen
Tipp		Anfangsmittel, im Zweifelsfall	Anfangsmittel	Anfangsmittel, jede Erkältung beginnt mit Halsentzündung
Modalitäten	**Schlimmer**	nachts Wärme, warm Trinken	abends und nachts	Schlucken, Schlucken von Flüssigkeiten
	Besser		an der frischen Luft	Halstuch, um kalte Luft fernzuhalten
Allgemein		Eiterstippchen auf den Mandeln, kann nichts heißes trinken	Rötung des Halses, Durst, Schmerz Unruhe	ständiger Schluckreiz trotz Schluckbeschwerden
Causa		Folge von Halsentzündungen	Folge von kräftigem Wind, Folge von Schreck	

	Apis	Causticum	Lachesis	Hepar sulfuris
		★		
			★	★
	★			
	★			
	★		★	
		★	★	
				★
	★		★	★
	★		★	
			★	
	Bienenstich	Brennschmerz, Gefühl wie roh	Kloß im Hals	Eiterung überempfindlich
		Inkontinenz bei Husten, Lachen oder Niesen	überempfindlich, Erstickungsgefühl	Absonderungen riechen nach Käse
	Wärme Berührung	kalte Luft Bücken	WÄRME, Berührung, leeres Schlucken	Gähnen, Drehen des Kopfes, kalte Speisen, kalte Luft
	Kälte und Kälteanwendung		Hochräuspern von Schleim	Wärme, Zudecken, Halstuch
	Röte, Schwellung ödematös, sieht wie glasiert aus	Halsschmerzen mit Heiserkeit, Gefühl wie roh im Hals	Schmerz im ganzen Rachenraum, Heiserkeit	Neigung zu Eiterungen
	Folge von Durchnässung		Folge von langandauerndem emotionalem Kummer	

Erkältungskopfschmerz

Wenn es aufgrund einer Erkältung zu Kopfschmerzen kommt, so gibt es hierfür verschiedene Ursachen:

1. Der Körper hat zu wenig Flüssigkeit. Bitte trinken Sie ausreichend.
2. Ihrem Körper fehlen wichtige Salze und Mineralien: Führen Sie ihm Mineralien zu. Erweitern Sie Ihren Speiseplan um eine kräftige Brühe oder ergänzen Sie Ihre Nahrung mit „Neukönigsförder Mineraltabletten".
3. Es kommt zum so genannten Husten-Kopfschmerz, der meist durch einen Hustenanfall ausgelöst wird und sich mit einem pochenden Schmerz vor allem im Hinterkopf bemerkbar macht. Dieser Kopfschmerz wird durch die zahlreichen Erschütterungen verursacht.

Der Husten-Kopfschmerz lässt meist nach kurzer Zeit wieder nach und verschwindet ganz, sobald der Husten nicht mehr so erschütternd ist.

Homöopathie bei Erkältungskopfschmerz

Nux vomica

Die häufigste Ursache dafür, dass ein Kopfschmerz einen Erkältungsinfekt begleitet liegt in einem Ungleichgewicht zwischen der Menge an Körperflüssigkeit, an Mineralien und den vorhandenen Stoffwechselgiften. Es entsteht ein Gefühl von „Katerkopfschmerz" oder einer „Matschbirne". Neben der ausreichenden Flüssigkeitszufuhr und der Unterstützung des Mineralienhaushaltes können wir mit einer Gabe *Nux vomica* den vom Körper eingeleiteten Entgiftungsprozess unterstützen.

Belladonna

Bei Kopfschmerzen, die während einer Erkältung auftreten und sich beim Husten verschlimmern, ist *Belladonna* das Mittel der Wahl. Ein weiteres Kriterium, das uns den Weg zu *Belladonna* weisen kann, ist der ausstrahlende Charakter des Kopfschmerzes. Sollte der Kopfschmerz ein Fieber begleiten, dann ist es die Höhe des Fiebers, die uns entweder zu *Aconitum*, bei sehr hohem Fieber mit eher stürmischem Verlauf führt, zu *Ferrum phosphoricum*, wenn das Fieber einen leichten Charakter hat, oder zu *Belladonna*, wenn das Fieber hoch ist.

Dulcamara

Tritt der Kopfschmerz erst auf, nachdem ein Schnupfen oder ein Husten unterdrückt wurden, beispielsweise durch Medikamente, dann eignet sich *Dulcamara* hervorragend. Ist der Kopfschmerz eine Folge von Durchnässung, ist *Dulcamara* ebenfalls das Mittel der Wahl.

Eupatorium

Manch ein Kopfschmerz fühlt sich an, als ginge er unmittelbar von den Knochen aus. Hier leistet unser „Knochenmittel" *Eupatorium* gute Dienste. Der *Eupatorium*-Kopfschmerz kann auch klopfenden Charakter haben, oder sich unter Hitzeeinwirkung verschlimmern.

Gelsemium

Gelsemium ist uns ein starker Partner, wenn sich ein Erkältungsinfekt wie eine sogenannte Kopfgrippe entwickelt. Anders als bei *Dulcamara* und *Belladonna* wird der Kopfschmerz nicht durch Hustenanfälle ausgelöst oder verstärkt, sondern ist fortwährend vorhanden. Oft wird er begleitet von Schmerzen der Augen.

Tabelle zur Mittelfindung bei Erkältungskopfschmerz

	Nux vomica	Belladonna
Kopfschmerz nach Verkühlung	✸	✸
Nach Verkühlung des Kopfes	✸	
Bewegung des Kopfes verschlimmert	✸	✸
Bücken verschlimmert	✸	✸
Husten verschlimmert	✸	✸
Leitgedanke	„Matschbirne“	Schmerz strahlt aus anfallsweise
Tipp	im Zweifelsfall	
Modalitäten: **Schlimmer**	durch Kälte, sobald man im Bett ist, Anstrengung	durch Kälte, Anstrengung, Bewegung, Hochbinden der Haare
Modalitäten: **Besser**	warm Einhüllen des Kopfes	im Liegen
Allgemein		
Causa	seelische Aufregung, Überlastung, Arzneimittel	Kaltwerden des Kopfes

Wenn Sie einen Hinweis auf ein anderes Mittel nicht herausfinden können, dann nehmen Sie im Zweifelsfall *Nux vomica* ein.

Dulcamara	Eupatorium	Gelsemium
✸		
		✸
✸		
	✸	
Durchnässung	von den Knochen ausgehend	Kopfgrippe, fortwährend
durch Kälte		
	Kopfschmerzen, die während und nach Hitzeeinwirkung entstehen	begleitet von Schmerzen der Augen, Halsschmerzen, Nacken
nach Unterdrückung von Absonderungen, Durchnässung		seelische Aufregung

Fortwährende Erkältungskopfschmerzen der Kinder werden mit *Ferrum phosphoricum* behandelt.

Gliederschmerzen

Manchmal eröffnet unsere Abwehr einen Erkältungsinfekt sofort mit starken Gliederschmerzen oder einem Gefühl, am ganzen Körper zerschlagen zu sein.

„Wozu brauche ich nun auch noch Gliederschmerzen", möchten wir uns dann manchmal fragen. Der Hintergrund von Gliederschmerzen ist ein weiterer kluger Schachzug unserer Abwehr. Um eine Ausweitung des Infektes zu verhindern, sendet der Körper, wann immer es ihm notwendig erscheint, Botenstoffe an die Zellen aus, um diese für den Ernstfall zu mobilisieren. Von den Botenstoffen erhalten die Zellen Informationen über Art und Beschaffenheit der Erreger, so dass sie sich bisweilen schon im Voraus gegen eine Ausweitung des Infektes optimal wappnen können. Diese Vorgänge in den Zellen sind einem tatsächlichen Entzündungsgeschehen sehr ähnlich. Leider bekommen wir dieses Mobilmachen auch zu spüren und fühlen uns dann oftmals wie gerädert. Alles scheint weh zu tun, selbst wenn man sich nicht bewegt, ja sogar im Bett, wenn wir ruhig liegen, scheinen diese Gliederschmerzen nicht nachzulassen.

Leichtere Formen von Gliederschmerzen können wir wunderbar einfach „ausliegen". Damit meinen wir tatsächlich: Dem Körper die erforderliche Ruhe gönnen, im Bett bleiben und faul sein dürfen.

Wenn wir von den Schmerzen aber schon so sehr geplagt sind oder sie nicht mehr aushalten können, dann sollten wir die Flucht nach vorn antreten. Wir können insbesondere die Muskulatur unterstützen, diese Mobilmachung zu beschleunigen, damit sie schneller vollendet ist.

Hier helfen sehr leichte Massagestriche in den schmerzenden Regionen, ein leichtes Schütteln und Lockern der Muskulatur, dehnen und recken. Auch eine trockene Bürstenmassage der Haut wirkt Wunder.

Arme und Beine können mit einem wärmenden Massageöl eingerieben werden.

Sollten die Schmerzen jedoch ganz arg sein, dann ist auch die Anwendung eines Schmerzmittels durchaus legitim. Lassen Sie sich dann von Ihrem Arzt oder Apotheker beraten.

Homöopathie bei Gliederschmerzen

Arnica

Schmerzen der Muskulatur und der weichen Körperteile weisen uns den Weg zu *Arnica*. Es besteht das Gefühl, als hätte man einen ordentlichen Muskelkater, oder ein Gefühl, als sei man wie verstaucht. Alles erscheint zu hart, sogar das Bett. Berührung wird nicht ertragen, in Ruhe wird alles besser.

Aconitum

Gliederschmerzen, die *Aconitum* verlangen, ähneln in ihrem Schmerzcharakter eher einer Neuralgie, also einer Entzündung der Nerven. Es ist, als würden die Schmerzen die Nerven regelrecht entlang schießen, sie sind kaum aus zu halten. Berührung wird nicht ertragen.

Bei ausgesprochen starken Schmerzen nehmen Sie *Arnica* und *Aconitum*, je 5 Globuli im stündlichen Wechsel. Hören Sie mit der Einnahme auf, wenn sich die Schmerzen bessern.

Eupatorium

Wenn die Gliederschmerzen scheinbar von den Knochen ausgehen, ist *Eupatorium* das Mittel der Wahl. Der Schmerz ist dumpf oder drückend und man fühlt sich, als sei man geschlagen worden.

Treten die Gliederschmerzen oder die Schmerzempfindlichkeit des Körpers gemeinsam mit Fieber oder einem Katarrh der Atemwege auf, so nehme man *Eupatorium* je 5 Globuli stündlich. Eupatorium ist Ihr Mittel für den Zweifelsfall.

Nux vomica

Sitzen die Schmerzen während eines Erkältungsinfektes nicht oder nicht nur in der Gliedern, sondern auch im Rücken, so ist dies ein Hinweis auf *Nux vomica*. Manchmal hat man dann das Gefühl, als würde das Kreuz brechen. Die Schmerzen sind nicht fortwährend, sondern kommen und gehen. Morgens ist alles schlimmer.

Tabelle zur Mittelfindung bei Gliederschmerzen

		Arnica	Aconitum
Charakteristik	Schmerz sitzt scheinbar in	Muskulatur Weichteile	Nerven
	Schmerz wie	Muskelkater verstaucht	Neuralgie
	Schmerzcharakter	Wie nach Überanstrengung der Muskeln	Reißend
	Schmerzdauer	Fortwährend	Akut
Leitgedanke		Bett erscheint zu hart	Schmerz nicht auszuhalten
Tipp			
Modalitäten	**Schlimmer**	Berührung	Berührung
	Besser	Ruhe	

Pulsatilla

Auch ein Schmerz, der *Pulsatilla* benötigt kommt und geht, er ist nicht fortwährend, und vor allem neigt er dazu, zu wandern. Er fühlt sich an, als hätte man Rheuma, als seien die Muskeln wund, manchmal hat er einen reißenden Charakter. Aufstehen nach dem Liegen oder Sitzen fällt schwer, fortgesetzte leichte Bewegung aber bessert den Schmerz. Im Bett wird er schlimmer.

Eupatorium	Nux vomica	Pulsatilla
Knochen	Rücken	
Zerschlagen	Als wolle das Kreuz brechen	Rheuma
Dumpf Drückend	Wund	Wund Reißend Wandernd
Fortwährend	Anfallsweise	Anfallsweise
Knochen wie gebrochen oder verrenkt		
Im Zweifelsfall		
	Morgens	Im Bett Beginn der Bewegung
	Abends Im warmen Zimmer	Bewegung Fortgesetzte Bewegung Im Freien

Bindehautentzündungen

Das Heilbestreben des Körpers

Manchmal greift ein Erkältungsinfekt auch auf die Augen über. Ein Katarrh oder eine Entzündung der Bindehäute sind dann die häufigsten Symptome.

Bindehautentzündungen kündigen sich meistens über ein Wundheitsgefühl der Augen an. Manchmal kommt es auch zu leichten Sehbeschwerden, als hätten wir zeitweise einen Schleier vor den Augen. Auch ein Fremdkörpergefühl in den Augen kann sich einstellen. Dies kann sich dann in der Nacht steigern, ganz so, als würde der Körper die nächtliche Erholung nutzen, um auch hier seine hervorragend zuverlässige Abwehr hochzufahren. Die dann einsetzende Sekretbildung kann wässrig sein, in den meisten Fällen ist sie aber gelblich bis gelbgrün oder gar eitrig.

Naturheilkunde bei Bindehautentzündungen

Bindehautentzündungen, die mit einem Erkältungsgeschehen einhergehen, sind meist harmlos und verschwinden nach einigen Tagen von ganz allein. Nichtsdestotrotz können sie recht unangenehm sein. Deshalb möchten wir Ihnen hier gerne einige Tipps geben.

Verklebte Wimpern lassen sich mit einem Wattepad und etwas lauwarmem Wasser oder aber 1:4 verdünntem Rosenhydrolat beheben. Streichen Sie damit die Augen in Richtung Nase aus. Bitte verwenden Sie kein chemisch hergestelltes Rosenwasser, sondern ein echtes Hydrolat. Der chemische Nachbau brennt in den Augen und verfügt im Gegensatz zum echten Hydrolat auch nicht über schmerzlindernde und entzündungshemmende Eigenschaften. Gerade wegen dieser Eigenschaften können Sie das Rosenhydrolat auch als Augenkompresse verwenden. Das lindert die Beschwerden und begünstigt einen schnellen Heilprozess.

Diese Anwendungen eignen sich auch für Säuglinge oder Kleinkinder. Bitte verwenden Sie hier jedoch abgekochtes Wasser.

Homöopathie bei Bindehautentzündungen

Es gibt Bindehautentzündungen verschiedenster Art, und die Homöopathie stellt hier eine Hochburg der alternativen Therapien dar. In diesem Buch jedoch beschränken wir uns auf die Bindehautentzündungen, die im Verlaufe oder im zeitlichen Zusammenhang mit einem Erkältungsinfekt auftreten.

Euphrasia

Euphrasia ist unser „Augentrost" und passt bei einer Augenentzündung auch im Zweifelsfall, also auch dann, wenn keine weiteren Symptome vorliegen.

Typisch für *Euphrasia* sind die wundmachenden Tränen, die bei *Allium cepa* mild sind. *Euphrasia* leistet auch großartige Dienste bei allergischen Reaktionen der Augen, wie Heuschnupfen, allerdings nur dann, wenn die Charakteristik stimmt.

Apis

Apis gibt man, wenn die Augenlider geschwollen sind, wenn sie aussehen, als wäre man von einer Biene gestochen worden: rötlich, geschwollen, als hätte sich darunter Flüssigkeit angesammelt. Kalte Anwendungen lindern Schmerz und Schwellung.

Allium cepa

Allium cepa eignet sich, wenn der Tränenfluss mild ist. Sie eignet sich auch bei allergischen Beschwerden der Augen, wenn diese Charakteristik vorhanden ist. Vergleichen Sie dann *Allium cepa* immer mit *Euphrasia* – eines dieser beiden Mittel passt meistens.

Pulsatilla

Unsere „Schleimhautakrobatin" zeigt ihre Meisterlichkeit auch an den Bindehäuten der Augen. An ihnen findet ein Prozeß ähnlich dem statt, der unterhalb eines Erkältungsinfektes an jeder Schleimhaut stattfinden kann, beispielsweise des Halses, der Nase, der Bronchien oder der Nebenhöhlen. Auch die Bindehaut reagiert dann mit einer zähflüssigen, milden, zumeist gelblichen Absonderung, die die Augen verklebt, was wir des Morgens am stärksten zu spüren bekommen. Bei kleinen Kindern können die Augen dann manchmal regelrecht zugeklebt sein. Auch bei Beteiligung der Tränenkanäle oder bei Gerstenkörnern leistet *Pulsatilla* gute Dienste.

Fallbeispiel:

Der kleine Benedikt ist erkältet. Zu den typischen Erkältungssymptomen gesellt sich eine Bindehautentzündung. Die Augenlider sind geschwollen, die Augen jucken und tränen, diese Tränen brennen sowohl in den Augen als auch in den Augenwinkeln, wo inzwischen schon eine leichte Rötung zu erkennen ist. Benedikt reibt sich ständig die Augen, weil er diesen Schmerz als Juckreiz empfindet.
Er bekommt wegen der wundmachenden Tränen Euphrasia D 2, jeweils 5 Kügelchen im Abstand von einer Stunde. Nach zwei solcher Gaben lässt das Brennen der Tränen nach, die Rötung um die Augen lässt allmählich nach.
Wir geben nicht mehr von diesem Mittel, sondern warten ab, wie es ihm am nächsten Tag geht: Brennen und Juckreiz bleiben weiterhin aus. Allein die Schwellung der Augenlider fällt auf. Wir geben Apis D 6, jeweils 5 Kügelchen dreimal täglich. Am nächsten Morgen ist die Schwellung der Lider zurückgegangen. Keine weiteren Gaben. Wir warten ab und siehe da: In den nächsten zwei Tagen ist auch die Schwellung verschwunden und die Augen beschwerdefrei.

Tabelle zur Mittelfindung bei Bindehautentzündungen

		Apis	Euphrasia	Allium cepa	Pulsatilla
Charakteristik	Schwellung	✸	✸	✸	✸
	Sekrete		scharf, manchmal eitrig	mild	eitrig, mild
	Jucken der Augen	✸		✸	✸
	Brennen der Augen		✸		✸
	Röte der Augenlider	✸	✸		
	Röte der Bindehaut	✸	✸		
Leitgedanke		brennend und stechend	„Augentrost“		bei Kleinkindern
Tipp			im Zweifelsfall		
Modalitäten	Schlimmer			Wärme	morgens
	Besser	kalte Anwendungen		Kälte	kalte Anwendungen
Allgemein		Schwellung steht im Vordergrund, Ähnlichkeit zum Bienenstick	auch chronisch und bei Allergien	auch chronisch und bei Allergien	Tränendrüsen mit beteiligt, Gerstenkörner, Verkleben der Augen

Chamomilla eignet sich bei Augenentzündungen, die nach einem Erkältungsinfekt oder einer Verkühlung auftreten.

Wenn Bindehautentzündungen bei Kindern während der Zahnungszeit auftreten, gibt man *Ferrum phosphoricum*.

Mittel in der Rekonvaleszenz

Jeder Erkrankung folgt immer auch eine Stärkung – dies bezieht sich auf unser Immunsystem ebenso wie auf unsere emotionale Reife. Von den traditionellen Landärzten wissen wir, dass durchgemachte Kinderkrankheiten immer auch einen Entwicklungsschub auslösen. Wir wissen auch, dass wir normalerweise nach einer überstandenen Erkältung für eine Weile von einer neuen verschont bleiben. Ja, sogar ein zuvor gebrochener Knochen wird an der geheilten Bruchstelle stabiler sein als jeder andere Knochen des Körpers.

So gesehen ist also eine durchlebte Erkrankung immer auch ein Zugewinn. Um uns diesen Zugewinn auch zu sichern, um also tatsächlich in die Phase der erhöhten Abwehrkraft zu gelangen, müssen wir allerdings eine kurze Zeit der Krise gesund überstehen. In der Abbildung auf Seite 49 wird dies anschaulich: Unmittelbar nach einer Erkrankung ist die Abwehr noch geschwächt, denn sie muss sich zunächst neu strukturieren. Erst dann verfügen wir über eine erhöhte Immunkraft.

Das ist der Grund, weshalb man sich nach einer überstandenen Erkrankung schonen sollte. Viele von Ihnen erinnern sich vielleicht an den einen oder anderen großmütterlichen Rat, nach einer Erkältung lieber doch ein Mützchen aufzusetzen, aufs Unterhemd zu achten, den Körper nicht gleich mit schwer Verdaulichem zu strapazieren. So oder so ähnlich haben nämlich frühere Generationen die Gesundheitsprophylaxe innerhalb ihrer Familien erleben dürfen. Diese guten „alten" Regeln gelten noch heute – und zwar aus vernünftigem Grund.

Meiden Sie körperliche Anstrengung, ruhen Sie viel. Besorgen Sie sich am besten gleich ein schönes Buch.

Halten Sie sich eine Zeit lang mit Terminstress zurück, und vermeiden Sie emotionale Belastungen.

Bauen Sie viel „leichte“ Kost in Ihren Speiseplan ein, trinken Sie viel, und essen Sie gerne auch mal einen Joghurt mehr.

Auch die Homöopathie verfügt über zahlreiche Mittel „danach“. Die wichtigsten unter Ihnen möchten wir Ihnen hier vorstellen.

Entgiften

Nehmen Sie eine Gabe *Nux vomica*, wenn Ihre Erkältung am Abklingen ist. Sie entgiftet nicht nur Medikamente, die Sie vielleicht nehmen mussten, sondern unterstützt den Körper auch darin, ganz eigene Stoffwechseltoxine schneller loszuwerden.

Ausleiten

Wenn Sie einen Erkältungsinfekt überstanden haben, in dessen Kurverlauf *Pulsatilla* nicht vorkam, die Schleimhäute aber betroffen waren, können Sie die Ausscheidung der Stoffwechseltoxine aus den Schleimhäuten fördern, in dem Sie an einem oder zwei Tagen je drei Gaben der niedrigen Potenz nehmen: *Pulsatilla* D 6.

Später werden Sie *Pulsatilla* D 6 noch als „Drainagemittel“ kennenlernen, in einem solchen Fall gibt man sie etwa eine Woche lang.

Reinigen

Das Blut möchte nach all diesen Belastungen wieder sauber sein. Dies geht wunderbar mit einer Gabe *Carbo vegetabilis*. *Carbo* ist ein vorzügliches Mittel auch bei allgemeiner Schwäche und Müdigkeit, insbesondere nach überstandener Krankheit.

Aufbauen

Gönnen Sie Ihrem Blutbild einen Jungbrunnen mit *Ferrum phosphoricum*, drei mal täglich 5 Globuli über einen Zeitraum von maximal drei Wochen.

Tabelle zur Mittelfindung für die Rekonvaleszenz

		Nux vomica	Carbo vegetabilis	Ferrum phosphoricum	Pulsatilla
Charakteristik	Burn-Out-Gefühl	✸			
	Schwäche		✸	✸	
	Müdigkeit		✸	✸	
Leitgedanke		Entgiften	Reinigen	Aufbauen	
Allgemein		am Ende einer Erkältung aufgrund von Stress, Stoffwechseltoxine aufgrund vermehrter Medikamentenaufnahme	blutreinigend nach durchlebter Krankheit	Kinder, der Jungbrunnen, Blutarmut	Drainagemittel

Die homöopathische Hausapotheke für Erkältungskrankheiten

Dies ist die Liste der von uns für die Erkältungsbeschwerden zusammengestellten homöopathischen Einzelmittel in ihren bewährtesten Potenzen:

1. Aconitum C 30
2. Allium Cepa D 6
3. Apis D 6
4. Arnica C 30
5. Belladonna C 30
6. Bryonia D 6
7. Carbo vegetabilis C 30
8. Causticum C 30
9. Chamomilla C 30
10. Drosera D 6
11. Dulcamara D 6
12. Eupatorium perfoliatum C 30
13. Euphrasia D 2
14. Ferrum phosphoricum D 12
15. Gelsemium C 30
16. Hepar sulfuris D 12
17. Ipecacuanha D 6
18. Lachesis C 30
19. Nux vomica C 30
20. Phytolacca D 6
21. Pulsatilla D 6
22. Pulsatilla C 30
23. Rumex D 6
24. Sambucus nigra D 3
25. Spongia D 6

In diesem Buch haben wir folgende Nasensprays zur Abrundung der homöopathischen Einzelmittel empfohlen:

- Arum Nasentropfen S Nestmann
- Euphorbium comp Nasentropfen SN Heel
- Luffa Nasenspray DHU
- Emser Salz Nasenspray

Vorwort zu den Arzneimittelbildern

Im Kapitel "Einführung in die Homöopathie" haben wir den Begriff der Arzneimittelbilder bereits erwähnt. In diesem Abschnitt möchten wir nun das Wissen um diese „Bilder" für Sie vertiefen, um Ihnen einen leichten und übersichtlichen Einstieg zu bieten, die umfassenden Wirkungen der einzelnen Arzneien und ihr Wesen nach und nach kennenzulernen.

Den Begriff „Arzneimittelbild" gibt es nur in der Homöopathie. Die Vorstellung der Allgemeinmedizin, dass ein Medikament eine Hauptwirkung hat und viele andere Wirkungen, die man dort als Nebenwirkung bezeichnet, ist den Homöopathen fremd. In der homöopathischen Betrachtungsweise hat eine Arznei jeweils viele Wirkungen, und all diese Wirkungen zusammen ergeben das Arzneimittelbild. So kommt es, dass eine homöopathische Arznei sehr viele „Anwendungsgebiete" haben kann.

Kurz vorweg: Das Lesen homöopathischer Arzneimittelbilder ist eine äußerst gewöhnungsbedürftige Angelegenheit, denn der Laie ist oft angesichts der Fülle der Informationen verwirrt. Oft weiß er nicht, welche Informationen wichtig und welche weniger wichtig sind. Am Ende hat man das Gefühl, man benötige jedes der Mittel, weil man in jedem etwas von sich selbst wiederfindet und kann sich dann womöglich nicht mehr für eines entscheiden. Oder man hat sich schon fast entschieden und fürchtet dann, dass man vielleicht weitere Symptome haben müsse, damit die Arznei noch besser auf die Beschwerden passt. Vielleicht erhält man zusätzlich noch Informationen, die in etwa lauten, ein Mittel passe nur für blonde oder brünette Menschen, oder für Menschen, die wie ein Wasserfall reden, und verwirft deshalb seine soeben getroffene Auswahl wieder. Das ist natürlich scherzhaft gemeint und etwas überspitzt formuliert, aber in letzter Konsequenz stellt es sich für viele Laien so dar.

Es gehörte nun zu einer unserer Herausforderungen, hier Ordnung und Übersichtlichkeit auch für den Anfänger zu schaffen. So haben wir in jedem Kapitel nur die für die jeweils dort besprochenen Beschwerden wichtigen Symptomatiken eines Arzneimittels beschrieben. So werden Sie sich im Kapitel „Husten" von jedem Arzneimittelbild nur mit den Symptomatiken aller Arzneimittel beschäftigen müssen, die für einen Husten auch wirklich wichtig sind. Viele dieser Arzneimittel werden auch bei anderen Beschwerden vorkommen, und dort lesen Sie dann wieder nur die Anteile des Mittels, die für diese Beschwerden wesentlich sind.

In diesem Kapitel nun fassen wir die in diesem Buch formulierten Informationen über die Arzneimittel zusammen. Wohlgemerkt, dies ist noch nicht das ganze Arzneimittelbild, sondern der Bereich des Arzneimittelbildes, der für die Erkältungsbeschwerden zutrifft.

Unsere Arzneimittelbeschreibungen sind somit – zumindest aus professioneller homöopathischer Sicht – nicht vollständig. Sie reichen dem Laien aber ganz sicher aus, um zu einer richtigen Mittelwahl zu gelangen.

Auch haben wir versucht, die Wirkungen einerseits kurz und prägnant aufzulisten, Ihnen andererseits über den Aufbau von Bildern und Geschichten Eselsbrücken zu schaffen, damit Sie das Wesen einer Arznei leichter erfassen können.

Wir wünschen viel Spaß beim Lesen!

Arzneimittelbilder

1. Aconitum C 30

Aconitum napellus: Blauer Eisenhut, Blauer Sturmhut

- Stürmischer Verlauf der Erkrankungen
- Plötzlich auftretende und oft heftig verlaufende Beschwerden
- Anfangsmittel für Erkältungsinfekte
- Zu Beginn einer akuten, fieberhaften Erkrankung
- Katarrhe der Schleimhäute in der noch trockenen, ungelösten Phase
- Starke Schmerzen, Neuralgien
- Großer Durst
- Gefühl von Unruhe oder Angst
- Folge von kaltem, scharfen Wind
- Folge von Schock oder Schreck

Merken Sie sich Aconitum sowohl als Anfangsmittel fieberhafter Erkrankungen und als Schmerzmittel

Ich empfinde es als einen äußerst passenden Zufall, dass die hier einzuhaltende alphabetische Reihenfolge der Mittel es mir erlaubt, eines der wichtigsten Arzneien der Laienhomöopathie auch zuerst vorzustellen. *Aconitum* ist in der Tat ein sehr wichtiges Arzneimittel.

Der Begriff der Arzneimittelbilder innerhalb der homöopathischen Materia Medica mag womöglich auch deshalb entstanden sein, weil man sich die Eigenschaften all der guten Arzneien leicht einprägen kann, wenn man sich ein inneres Bild von ihnen erschaffen kann. Ich lade Sie also ein, nun gemeinsam mit mir ein solches Bild von *Aconitum* auch in Ihnen entstehen zu lassen.

Vielerorts nennt man diese Arzneipflanze ja Sturmhut, welches nach meinem Empfinden viel besser passt als Eisenhut. In der Bezeichnung Sturmhut ist schon die „Stürmigkeit" aller *Aconitum*-Symptome enthalten – eine gute Eselsbrücke also. Alle Symptome, insbesondere aber das Fieber kommen stürmisch und verlaufen stürmisch. Es verhält sich fast so, als kenne ein solches Fieber keine Grauzone und keine Phase seiner Ankündigung. In dem Moment, wo wir feststellen, dass wir fiebern, fiebern wir auch schon hoch.

Wie wir bereits erklärt haben, besagt das homöopathische Ähnlichkeitsprinzip, dass Symptome, die eine Arznei am Gesunden erzeugen kann, diese auch zu heilen vermag, wenn sie am Kranken auftreten.

Begreifen wir daher zunächst, was der Sturmhut auszulösen vermag, wenn ein gesunder Mensch damit vergiftet würde. Das Gift des Sturmhutes gilt als eines der wirksamsten überhaupt. Man sagt, bereits geringste Mengen seines Giftes könnten binnen weniger Minuten ein Pferd töten. Auch sind Vergiftungsfälle am Menschen bekannt. Stellen Sie sich nur diese Katastrophe vor:

In einem kurzen Todeskampf würde es zu einem vollkommen chaotischen Puls bekommen, er wäre mal zu schnell, mal zu langsam, es käme zu einer regelrechten Herzangst, ja sogar Todesangst, der gesamte Kreislauf würde kollabieren, die Atmung wäre verlangsamt und würde bald aussetzen. Alle Nerven würden in Mitleidenschaft gezogen: Es käme zu Schmerzen aller Art, ganz besonders stark aber wären sie im Gesichtsbereich.

Ich möchte dieses Bild an dieser Stelle nicht weiter ausmalen, es dient allein der Veranschaulichung Stellen wir uns eine solche stürmische Symptomatik nun sehr abgeschwächt und am kranken Menschen vor. Hier gibt es Eindrücke, die wir sehr wohl wiedererkennen können.

Unser „Patient" hat nicht die Gelassenheit, die wir beispielsweise bei einem *Ferrum-phosphoricum*-Fieber antreffen würden, wenn er bemerkt, dass er fiebert. Dieses *Aconitum*-Fieber würde noch plötzlicher auftreten, und er wäre unruhig und ängstlich, schon deshalb, weil der Puls unregelmäßig wird, und das Herz spürbar werden kann. Diese inneren Vorgänge nimmt er nicht unbedingt bewusst wahr, was auch nicht notwendig ist. Entscheidend ist, dass er auf den veränderten Kreislauf eher unruhig und ängstlich reagiert. Gemeint ist hier wieder eine *Tendenz* zur Unruhe. Es gibt gute Gründe, bei einer solchen Unruhe an *Aconitum* zu denken, es ist aber kein Muss. Schauen Sie sich also den fiebernden Menschen an, und verschaffen Sie sich einen Eindruck, in welche *Tendenz* dieses Fieber geht.

Auch wird er vermutlich ab und zu tiefer atmen, so als würde er einen Lufthunger entwickeln, es scheint, als wäre die Atmung schlichtweg aus ihrem gewohnten Rhythmus, was der Körper ab und an durch eine andere Atmung korrigiert.

Ein weiteres wichtiges Kriterium für *Aconitum* ist die noch trockene Phase eines Fiebers oder einer anderen Beschwerde. Es ist ein wenig so, als würde der Körper sehr wohl seine Sekrete in Schwung bringen wollen, es aber noch nicht können. Dass er Schweiß bilden möchte, dass er den Husten lösen möchte, zeigt sich am großen Durst, der dann empfunden wird. Fast, als würde er sagen: „Gib mir Wasser, damit ich endlich die Sekrete laufen lassen kann."
Aus diesem einfachen Grunde ist *Aconitum* ein Anfangsmittel par excellence, denn jede Erkrankung ist in ihren Anfängen noch trocken. Daraus folgt dann auch, dass sobald die Sekrete ins Laufen kommen und ein Fieber in die Schweißphase eintritt, Aconitum sein Werk getan hat und keine weitere Wirkung zeigt. Jetzt heißt es, zu geeigneteren Mitteln überzugehen. Im Fieber ist dies sehr oft *Ferrum phosphoricum*. Sollten aber später wieder Angst, Unruhe, verstärkter Schmerz oder Trockenheit auftreten, dann kann man gut und gerne eine Gabe *Aconitum* wiederholen.

Aconitum ist darüber hinaus ein hervorragendes Schmerzmittel. In diesem Kapitel beziehen wir dies zwar auf Schmerzzustände unter den Erkältungssymptomen, ich möchte Ihnen aber gerne schon verraten, dass *Aconitum* in der Thematik der „Verletzungen" eine entscheidende Rolle einnehmen wird, es ist auch ein Meister der Neuralgien. Für hier und jetzt merken wir uns: bei Erkältungssymptomen, in denen nicht nur die üblichen Befindlichkeiten wegen eines unangenehmen Schnupfens auftreten, sondern unser Eindruck wirklich der einer Schmerzcharakteristik ist, sollten wir an *Aconitum* denken.

Schließlich kommen wir zur Causa. Ich erinnere hier noch einmal daran, dass diese Causa der Joker der Homöopathie ist. Wenn wir nach einer Causa, also nach der Ursache einer Symptomatik, fragen und diese auch finden, dann ist es ganz unerheblich, welche Symptome dabei herauskommen.

Das bedeutet in letzter Konsequenz, dass alles, was wir über *Aconitum* gelesen haben „überhaupt nicht im Ansatz vorhanden sein, wenn eine *Aconitum*-Causa vorliegt.

Die wohl berühmteste Causa von *Aconitum* lautet: *Folge von Schreck oder Schock*. Einen Schrecken haben wir schneller, als wir denken. Gemeint ist hier nicht nur ein Schock oder Schreck im klassischen Sinne. Er kann auch sehr subtil sein.

Wir möchten Ihnen an dieser Stelle einen klassischen *Aconitum*-Fall schildern:

Ein kleines Mädchen kommt wegen Bettnässens in die Praxis. Nachdem aber alle Bettnässermittel versagt haben, fragt die Homöopathin nach den Umständen, die den Beginn dieses Leidens begleiteten.

Es zeigte sich, dass das Mädchen bei einer Freundin zu Besuch war und mitanhörte, wie die Mutter der Freundin zu ihrem Kind sagte: „Wenn du nicht lieb bist, dann kommst du ins Heim." Diese schreckliche Drohung empfand nun unsere kleine Patientin auch für sich selbst, sie befürchtete, selbst auch ins Heim geschickt zu werden, wenn sie nicht immer lieb sei. Zu dieser Zeit begann das Bettnässen.

Im homöopathischen Sinne ist dies ein Schock! Die Kleine bekam eine einzige Gabe *Aconitum*, obwohl das Bettnässen im Grunde gar kein Aconitum-Symptom ist, sondern es war eine kausale Verordnung: Folge von Schock. Das Bettnässen hörte sofort auf.

Auch die Causa: *Folge von Zugluft, scharfem Wind oder Ostwind* finden wir bei *Aconitum*. Bedenken Sie, wie alt die Homöopathie ist. Sie entstammt einer Zeit, in der man Ostwinde noch fürchtete, denn sie waren meist kalt, trocken und stets kühler als die anderen Winde. Sagte man also früher: Folge von Ostwind, dann waren ebensolche Winde gemeint, deren Tücke darin bestand, dass sie nicht in unsere aktuelle Akklimatisation passten. So können wir diese Causa auch für Zugluft verstehen, die ja oft Neuralgien besonders im Schulter-Arm-Bereich auslösen kann.

Die traditionelle Volksheilkunde hielt nicht viel davon, Schweiß zu unterdrücken. Und auch die Homöopathen sind hier eher pingelig. Nichts fürchtet der gute Arzt mehr, als dass ein kalter Wind oder eine andere Kälteeinwirkung einen vorhandenen Schweiß dazu bringt, sich zurückzuziehen. Dann nämlich ist er „unterdrückt", was zu stürmischen und manchmal besorgniserregenden Krankheitsverläufen führt. Es ist dann, als wäre ein Schaden nach innen gewandert, nach innen gedrückt worden.

Vermutlich erinnern sich viele von Ihnen an den guten Rat der Großmütter, dass man in verschwitztem Zustand nicht auskühlen sollte, und auch unsere Fußballelf gibt uns ein hervorragendes Vorbild, wenn die Sportler sogleich nach dem Turnier, obwohl ihnen sicherlich noch ganz warm ist, sich brav ein warmes Jäckchen überziehen.

Im Verständnis der *Aconitum*-Eigenschaften ist hier im engeren Sinne dieses Auskühlen im leicht verschwitzten Zustand gemeint. Sie werden bald weitere Mittel kennenlernen, die als Causa die Folge von Verkühlungen umfassen. Bei diesen geht es dann um eine generelle Auskühlung, bei *Aconitum* aber ist es Wind und im genaueren Verständnis die Unterdrückung des Schweißes.

2. Allium cepa D 6

Allium cepa: Küchenzwiebel

- Milde Tränen bei brennenden, manchmal lichtempfindlichen Augen
- Scharfer Nasenfluss bei milden Tränen (*bei Euphrasia umgekehrt*)
- Schnupfen, auch chronischer Schnupfen oder Heuschnupfen
- Reizung der Augen
- Sekrete reichlich und wässrig, machen die Nase wund

Um die Küchenzwiebel in ihrer Wirkung zu verstehen, ist es hilfreich, sich auch für sie ein inneres Bild aufzubauen. Dies fällt leicht, wenn man sich an das Zwiebelschneiden in der Küche erinnert. Und vielleicht motiviere ich Sie ja auch, künftig noch aufmerksamer auf die körperlichen Vorgänge während des Zwiebelschneidens an sich selbst zu achten: Das ätherische Öl der Zwiebel verdampft während dieses Vorgangs und reizt unsere Schleimhäute. An den

Bindehäuten der Augen, die zu den empfindlichsten unserer Schleimhäute zählen, werden wir dies zuerst bemerken. Als Antwort auf diese Reizung brennen die Augen, und ein Tränenfluss setzt ein. Betrachtet man sich diese Tränen genauer, dann kann man unterscheiden: Die Zwiebeldämpfe reizen, die Tränen aber reizen nicht, sie selbst sind *mild*. Kurz danach sind auch die Schleimhäute der Nase gereizt, auch sie beginnt „zu laufen“. Dieses provozierte Sekret aber ist *wund machend*.

Bei Beschwerden von Augen und Nase, die dieser Charakteristik entsprechen, findet die Küchenzwiebel ihre heilende Anwendung.

Im umgekehrten Fall, also bei wund machenden Tränen oder mildem wässrigem Nasensekret, ist *Euphrasia* das Mittel der Wahl. Es ist praktisch, sich diese beiden Mittel daher als Paar zu merken, denn sie unterscheiden sich fast nur in dieser Charakteristik.

Beide Mittel *Euphrasia* und *Allium cepa* finden sowohl in akuten als auch in chronischen Infektgeschehen Anwendung, wie Heuschnupfen und allergische Reaktionen.

3. Apis D 6

Apis mellifica: Honigbiene

- Erkrankungen von Haut und Schleimhäuten, sobald diese eine Ähnlichkeit mit einem Bienenstich haben:
- Schwellung, Röte, Schmerz
- Halsschmerzen, Angina, Schwellung und Rötung der Mandeln
- Reizung der Augen, Schwellung der Augenlider
- Fieber mit Berührungsempfindlichkeit
- Allergien
- Folge von schlechten Nachrichten, Eifersucht, Zorn: das Wort ist im Halse stecken geblieben
- Folge von Durchnässung
- Folge von Stichen und Stichverletzungen

Machen wir uns deutlich, wie ein Bienenstich aussieht und wie er sich anfühlt, kommen wir rasch auf Symptome und Charakteristiken, die *Apis* als Arznei benötigen: Haut und Gewebe sind schmerzhaft, sie schwellen an, manchmal so sehr, bis sie ein wachsartiges Aussehen haben. Unter dieser Schwellung sammelt sich Flüssigkeit an.

Bienenstich

Sobald also eine Beschwerde eine Schwellung aufweist, dürfen wir schon über *Apis* als Arznei nachdenken. In der Thematik der Erkältungskrankheiten finden wir dies häufig in der schmerzhaften Schwellung der Mandeln, in der Schwellung der Augenlider, in der großen Berührungsempfindlichkeit von Haut und Schleimhäuten.

Es gibt sogar Fieber, die mit einer enormen Berührungsempfindlichkeit der Haut einhergehen. Auch in diesem Fall kann dann *Apis* das Mittel der Wahl sein. Hahnemann, der Begründer der Homöopathie, setzte sie sogar bei Ohrenentzündungen ein, die man heutzutage wohl als Tubenerguß bezeichnen würde.

Wir können auch an *Apis* denken, wenn beispielsweise die Nase bei einem Schnupfen sehr stark geschwollen ist. (Ähnlich: *Sambucus nigra*). *Apis* gilt als ein vorzügliches Mittel bei Bindehautentzündungen, besonders dann, wenn die Augenlider stark geschwollen, berührungsempfindlich und gerötet sind. Die gesamten oberen Atemwege von der Nase bis zum Kehlkopf scheinen eine enge Beziehung zu *Apis* zu haben, insbesondere dann, wenn die Charakteristik der Schwellung hier im Vordergrund steht oder stechende Schmerzen mit brennendem Hitzegefühl.

Die Heilkraft von *Apis* für die Folgen von Stichen aller Art, wie Insektenstiche, Stichverletzungen, durch Splitter oder Dornen entzündete Hautverletzungen, Furunkel oder einige Arten von Hautausschlägen, die eine Ähnlichkeit zum Bienenstich aufweisen, also mit einer Schwellung der Unterhaut einhergehen, oder wäßrige kleine Ansammlungen unter der Haut bilden, macht die „Honigbiene" zu einer sehr umfassenden homöopathischen Arznei mit zahlreichen Einsatzmöglichkeiten.

4. Arnica C 30

Arnica montana: Bergwohlverleih

- Verletzungsmittel
- Verletzungen von Gewebe oder Gefäßen, „blauer Fleck"
- Zerschlagenheitsgefühl und Gliederschmerzen bei Erkältungsinfekten
- Lindert bei stumpfen Verletzungen, insbesondere der Weichteile wie blaue Flecken, Zerschlagenheitsgefühl, Muskelkater
- Folge seelischer Kränkung
- Folge von stumpfen Verletzungen, Stößen, Schlägen
- Folge von Überanstrengung

Stellen Sie sich ein Fläschchen *Arnica* in die Küche, damit es immer griffbereit ist.

Man fühlt sich wie gerädert

Der guten *Arnica* werden wir bei späteren Themen immer wieder begegnen. Als wichtigstes Wundheilmittel der Homöopathie gehört sie sozusagen in die Handtasche, zumindest aber stets gut erreichbar in den Haushalt. Seit Jahrhunderten setzte insbesondere die Bergbevölkerung *Arnica* als Wundheiler ein. Die Homöopathen als haargenaue Betrachter der Wirkungsweisen ihrer Arzneien aber merken sich zwei wichtige Bereiche der *Arnica*-Wirkung: Das Blut mit seinen Gefäßen und dem Kreislauf, sowie die gezielte Wirkung auch auf die weichen Teile des Körpers, also des Gewebes. Beide Bereiche zusammen stecken in dem Stichwort: „Blaue Flecken". *Arnica* kann nämlich solche Hämatome, wie die Medizin sie kennt, wunderbar resorbieren, also auflösen. Ich sah derlei Hämatome binnen weniger Stunden zuerst blau, dann grün und dann gelb werden, wofür sie ohne den heilenden Einfluss der *Arnica* wohl einige Tage benötigt hätten.

Wenn infolge einer stumpfen Verletzung Gewebe strapaziert wird, und möglicherweise kleinste Blutgefäße reißen, entsteht ein solches Hämatom. Gewebe, spezieller unsere Muskulatur, strapazieren wir unter Umständen aber auch durch Überbelastung, beispielsweise beim Sport. So kommt die *Arnica* auch bei einem Muskelkater zum Einsatz, ebenso wie bei körperlichen Überanstrengungen aller Art.

Im Bereich der Erkältungsbeschwerden benötigen wir die Heilkraft der *Arnica* für Gliederschmerzen, besonders dann, wenn diese Schmerzen mit einem Zerschlagenheitsgefühl verbunden sind. Oft haben wir dann das Gefühl, wir seien wir gerädert, jede Berührung tut dann weh, und wir werden sie meiden. Sogar das Bett kann zu hart erscheinen. Dann werden wir unruhig, drehen uns mal auf die eine, dann wieder auf die andere Seite, können aber keine bequeme Position finden, denn unsere Muskulatur schmerzt zu sehr.

Das zweite wichtige Einsatzgebiet der Arnica bei Erkältungsbeschwerden ist ihre Causa, nämlich dann, wenn die Beschwerden durch Überanstrengung aller Art verursacht worden sind.

Diese Überanstrengung begreift die Homöopathie generell. Es mag ein Muskelkater sein, oder aber das überanstrengte Gewebe nach einem Schlag oder einem Sturz, ja sogar die Schnittwunden, die man sich bei der Küchenarbeit zugezogen haben mag, fallen in das Ressort der *Arnica*. Auch bei emotionaler Anstrengung kann *Arnica* oft helfen.

5. Belladonna C 30

Atropa belladonna: Tollkirsche

- Zu Beginn einer akuten, fieberhaften Erkrankung
- Anfangsmittel für Erkältungsinfekte, besonders dann, wenn Hals oder Mandeln mitbetroffen sind
- Hitze, Röte, Schmerzen
- Rötung und Schwellung
- Schmerzen, Halsschmerzen, Ohrenschmerzen
- Schmerzen können ausstrahlen
- Klopfende, brennende Schmerzen
- Trockener, bellender Husten
- Schläfrigkeit
- Alles Blut scheint zum Kopf zu drängen

- Neigung der Kinder zu Fieberkrämpfen
- Eignet sich gut für Menschen, die generell zu Erkältungen neigen
- Überempfindlichkeit der Sinne; Lärm und Geräusche werden nicht ertragen
- „Jede Erkältung beginnt mit einer Halsentzündung"
- Folge von Zugluft

Belladonna ist das wichtigste der homöopathischen Fiebermittel und auch das am häufigsten benötigte. Dieses Fieber kommt ebenfalls plötzlich und mit Vorliebe des Nachts, allerdings nicht so rasch wie ein *Aconitum*-Fieber. Es ist nicht ganz so stürmisch. Ein *Aconitum*-Fieber ist gleich zu Beginn hoch, ein *Belladonna*-Fieber steigt hoch.

Anfangsmittel, Fieber und ausstrahlende Schmerzen

Stellt man sich die Vergiftung mit Tollkirschen vor, die im Volksmund auch Irrbeere, Rasewurz oder Taumelstrauch genannt wird, dann kann man sich von diesem Bild aus die eine oder andere Besonderheit der *Belladonna*-Symptome merken: Kinder, die im Wald von der Tollkirsche gegessen hatten, hatten erweiterte Pupillen, halluzinierten, benahmen sich „wie toll". Es schien, als wäre ihnen alles Blut zu Kopfe gestiegen, das Gesicht war gerötet, während Hände und Füße kalt waren. Die Reizung des Gehirns zeigte sich in rasenden Kopfschmerzen und größter Empfindlichkeit gegenüber Sinneseindrücken wie Licht, Geräusche, Berührung und Erschütterung.

Ähnlichkeiten zu diesem Bild finden wir auch in Beschwerden von Erkältungsinfekten wieder, die *Belladonna* benötigen: Der Kopf schmerzt, und es scheint, als gäbe es dort einen Blutandrang. Kinder neigen zu Fieberkrämpfen. Sie schlafen sich ihr Blut dick, wie man im Volksmund sagt, denn sie sind schläfrig (*Aconitum* ist unruhig) und versäumen oft die so notwendige Flüssigkeitsaufnahme.
Die Augen werden glasig, und wir erinnern uns, dass die Damen vergangener Jahrhunderte sich *Belladonna*-Tropfen in die Augen tröpfelten, um ihre Augen größer und strahlender erscheinen zu lassen. Hier treffen wir auch die mögliche Erweiterung der Pupillen während eines *Belladonna*-Fiebers wieder.

Auch der Husten ist noch in seinem Anfangsstadium, bei dem wir folgende Charakteristik feststellen können: „*Belladonna* bellt, beißt und brennt". Das Bellen mag sich auf den Husten beziehen, das Beißen und Brennen auf den Schmerz, den wir bei den Halsentzündungen wiederfinden können, und der häufig auch ausstrahlen kann.

Ein *Belladonna*-Schmerz kommt oft ohne Vorgeschichte und neigt dazu, in vielerlei Arten und Richtungen auszustrahlen. Dies treffen wir oft bei Ohrenschmerzen an.

6. Bryonia D 6

Bryonia alba: Weiße Zaunrübe

- Schmerzen, insbesondere, wenn diese einen stechenden Charakter haben
- Trockener Husten, der morgens gelöst ist
- Schmerzen beim Husten, als wolle der Brustkorb bersten
- Arme halten beim Husten den Brustkorb fest
- Großer Durst auf große Mengen eiskalten Wassers
- Schmerzen verschlimmern sich bei Bewegung
- Sie bessern sich durch Druck und Liegen auf der kranken Seite
- Bryonia sehnt sich nach absoluter körperlicher und emotionaler Ruhe

Langsam wirkende Arznei, stechend und trocken

Für die Zaunrübe merken wir uns die stechende Charakteristik der Schmerzen und die Trockenheit der Schleimhäute. Im Kapitel über Verletzungen und Schmerzlinderung werden wir dieser stechenden Schmerz-Charakteristik erneut begegnen. Darüber hinaus hat die Zaunrübe einen Bezug zu den serösen Häuten, wie die Häute der Gelenke aber auch zum Rippenfell. Diese sind ebenso wie die Hirnhäute oder das Trommelfell mit vielen Nerven ausgestattet und aus diesem Grund so schmerzempfindlich. Die Mitbeteiligung der serösen Häute ist daher oft ein Hinweis auf Bryonia, ebenso wie die außerordentliche Schmerzhaftigkeit beim Husten. Diese Besonderheit, beim Husten aus Angst vor dem Schmerz die Hände schützend vor dem Brustkorb zu halten, bekommt dadurch eine gute Erklärung und lässt sich, so hoffe ich, sich das Bild dieser Arznei besser merken.

7. Carbo vegetabilis C 30

Carbo vegetabilis: Holzkohle

- Rekonvaleszenzmittel
- Verdauungsstörungen, Nahrungsmittelallergie
- Schwächezustände, Erschöpfungszustände
- Blässe, Mangel an Lebenswärme, Kreislaufschwäche
- Verlangsamtes Denken, Arbeitsunlust, Müdigkeit
- Zur Blutreinigung nach Infekten oder bei Hauterkrankungen

Der Blutreiniger

Carbo vegetabilis ist nichts weiter als Holzkohle. Aus dem Chemieunterricht wissen wir vielleicht um die enorm reinigende Kraft der Aktivkohle, oder wir erkennen das Prinzip einiger Wasseraufbereitungsgeräte wieder: Viele Menschen reinigen ihr Trinkwasser täglich, indem sie es durch Aktivkohle filtern, die aus sehr feiner Holzkohle gemacht ist.

Alle hier erwähnten Symptome der *Carbo* dürften sich hieraus herleiten lassen: Sie ist ein Rekonvaleszenzmittel ersten Ranges. Nach durchlebter Erkrankung befinden sich für einige Zeit noch zahlreiche „Verunreinigungen“ in den Körperflüssigkeiten, sind noch zu viele ausgeschiedene Stoffwechseltoxine vorhanden.

Diese machen uns schwach, müde, schläfrig und antriebslos. Es kann vorkommen, dass wir blaß und fröstelig sind und keine rechte Kraft haben, unsere tägliche Arbeit zu verrichten.

Doch nicht allein in der Rekonvaleszenz, sondern immer dann, wenn wir eine solche Symptomatik von Schwäche antreffen, ist *Carbo* das Mittel der Wahl. Hier begegnen wir wieder dem Prinzip der Ähnlichkeit in der Homöopathie: *Carbo vegetabilis* findet in der Rekonvaleszenz ihr Einsatzgebiet, aber auch in allen Zuständen, die zu den Symptomen in der Rekonvaleszenz eine *Ähnlichkeit* haben.

Durch seine blutreinigende Wirkung findet *Carbo* auch Einsatz in der Behandlung chronischer Schleimhauterkrankungen, wie chronischer Bronchitis, chronischen Verdauungsproblemen oder Zahnfleischentzündungen.

Die Homöopathie kennt noch weitere Kohlesorten, beispielsweise eine mineralische (*Carbo mineralis*) oder eine aus tierischen Knochen hergestellte (*Carbo animalis*). Für unsere Hausapotheke jedoch benötigen wir die pflanzliche Holzkohle: *Carbo vegetabilis.*

8. Causticum C 30

Causticum hahnemanni: Ätzstoff Hahnemann

- Beschwerden, die sich anfühlen, als sei die betroffene Stelle wund oder wie „roh"
- Husten, Sommerhusten, Husten mit Brennschmerz
- Brennschmerz generell
- Heiserkeit mit dem Bedürfnis, sich zu räuspern, Kratzen im Hals
- Ohrenschmerzen, Gefühl von Verstopfung des Ohres
- Inkontinenz bei Niesen oder Husten

Brennend, Gefühl wie wund

Samuel Hahnemann stellte diesen Ätzstoff aus einigen mineralischen und schwefelsauren Zutaten her. Eines seiner Bestandteile ist Ammoniak. Vielleicht erinnern Sie sich noch an die aggressiven Chemikalien, mit denen man Dauerwellen vergangener Zeiten machte – sie alle rochen ein wenig nach Ammoniak. Stellen wir uns nun vor, wir wären gezwungen, ein solches Gas über eine gewisse Zeit einzuatmen, dann würden wir davon vermutlich so einige Beschwerden bekommen, die der *Causticum*-Symptomatik sehr ähneln. Die oberen Atemwege würden wohl zuerst trocken sein, dann gereizt und schließlich würden sie sich wie roh, wie wund anfühlen. Wenn wir uns diese Charakteristik der Beschwerden merken, so reicht dies aus, um eine

Symptomatik, die auf *Causticum* passt, sofort wieder zu erkennen. Ein Symptom, welches wir nur bei *Causticum* finden, ist überdies die Inkontinenz beim Husten, Niesen oder Lachen. Begeleitet eine solche Inkontinenz ein Erkältungssymptom, so ist immer *Causticum* das Mittel der Wahl.

Causticum ist eines der ganz großen Mittel in der Homöopathie und verfügt über eine sehr breit gespannte Symptomatik. Die große Gemeinsamkeit all dieser Symptome aber ist der brennende Schmerz und das Wundheitsgefühl. In der Thematik der Erkältungskrankheiten soll dies der wichtigste Hinweis auf *Causticum* sein.

9. Chamomilla C 30

Chamomilla: Deutsche Kamille

- Schmerzen, Zahn- und Ohrenschmerzen
- Kinder und Babys in der Zahnungszeit
- Schnupfen, trockener Schnupfen
- Anfallartige Ohrenschmerzen, Ohr empfindlich gegen Wind
- Ohrenschmerzen durch Luftdruckveränderungen im Flugzeug
- Trockenheit und großer Durst
- Übellaunig, nörgelig, reizbar und sehr leidend
- Müde, doch schlaflos

Quengelige Kranke

An dieser Stelle würden wir gern eine Lobrede über die echte Kamille halten, die in der traditionellen Volksheilkunde seit Hunderten von Jahren zu Recht etabliert ist. Und es ist für uns unverständlich, wie moderne Wissenschaftler uns heutzutage einreden wollen, dass chemisch hergestellte Arzneien doch weniger Nebenwirkungen hätten als pflanzliche. Vor allem die Behauptung, die Kamille würde allergische Reaktionen hervorrufen, verdreht die Tatsachen. Wir Homöopathen schauen da schon genauer hin. Wir sind der Meinung, dass es sich auch für Sie lohnen kann, die Wirkungsweise der guten Kamille etwas genauer zu kennen.

In ihren Arzneimittelprüfungen tun Homöopathen genau dies: Sie nehmen ein Mittel ein und zeichnen die Wirkungen dann genauestens auf. So wissen wir, dass die Kamille die Nerven anregt. Ebendies tut auch der Kamillentee. Zumindest bei der ersten Tasse. Trinkt man aber mehr und mehr davon, dann kommt es zu einer Anspannung der Nerven, bis hin zu einer Nervenreizung. Dies mag so manch gut meinender Mutter erklären, weshalb der seit Generationen für Kinder empfohlene Kamillentee die Sprösslinge quengelig machen kann, wenn sie denn zuviel davon bekommen. Geben Sie Ihren Kindern gerne Kamillentee, aber stets nur eine Tasse – nur dann wirkt sie sich wohltuend aus.

Diese Reizbarkeit nach wiederholtem Kamillenteegenuss mag uns einige Symptome und Charakteristiken des Arzneimittelbildes erklären: Das Stichwort „Quengeligkeit", die Übellaunigkeit, das Jammern, die so sehr stark empfunden Schmerzen durch die überreizten Nerven. Je empfindsamer ein Mensch ist, desto eher wird er auf diese Nervenreizung ansprechen, deshalb sind besonders auch Kinder so oft betroffen.

Auch hier können wir sagen: Was ein Übermaß an Kamillenteegenuß verursacht, das heilt die homöopathische Gabe von *Chamomilla*.

Wenn durch homöopathische *Chamomilla* die Nerven erst beruhigt sind, dann entspannt sich der Körper und kann seine örtlichen Entzündungen wieder kraftvoll und nachhaltig in die Heilung bringen.

Genießen Sie Ihr Tässchen Kamillentee ruhig weiterhin. Tragen Sie Sorge, dass sie pestizidfrei ist, denn hierher dürften die allergischen Reaktionen kommen, die man der Kamille so bösartig nachsagt, oder noch besser: Säen Sie sich im Garten oder in der Nähe im Freien ein kleines Beet Kamille aus – Sie werden Ihre Freude daran haben! Im Gegensatz zur homöopathischen Variante verfügt die Pflanze selbst über entzündungshemmende Eigenschaften. Besorgen Sie sich im Antiquariat alte naturheilkundliche Schriften, und staunen Sie über die Vielseitigkeit der Heilkraft der Kamille.

Rezept: Kamillenöl

Geben Sie die frischen Blüten der Kamille in Sonnenblumenöl, lassen Sie sie drei Tage darin ziehen, und filtern Sie dann das Öl. Damit haben Sie auf simple Weise ein entzündungshemmendes, die Nerven beruhigendes Körperöl hergestellt. Sie können die Wirkung verstärken, in dem Sie in dasselbe Öl erneut Kamillenblüten geben.

10. Drosera D 6

Drosera rotundifolia: Sonnentau

- Husten, gelöst und nervend anhaltend. Er scheint keine Ruhe zu geben, besonders nachts
- Hustet, sobald der Kopf das Kissen berührt
- Fieber
- Heiserkeit
- Keuchhusten
- Husten, der nachts schlimmer ist
- Folge von Verkühlung

Für den Sonnentau merken wir uns zwei wichtige Dinge:

Dies ist zunächst die „Nervigkeit" des Hustens, der einfach nicht aufhören will, uns zu quälen. Während andere Erscheinungsformen von Husten allenthalben in Salven oder Anfällen verläuft, hustet *Drosera* kurz, dafür aber anscheinend andauernd. Die betroffene Person kann einfach keine Ruhe finden.

Dieser Husten nervt den Kranken und die ganze Familie

Darüber hinaus ist bei *Drosera* alles schlimmer, sobald sich der oder die Betroffene hinlegt. Diese Situation kann man sich am deutlichsten vorstellen, wenn dieser Husten des Nachts auftritt: Er nervt den Patienten und alle Mitbewohner.

Im Falle eines Keuchhustens oder einer Hustensepidemie mit einer *Drosera*-Charakteristik gibt man eine einzige Gabe in der C 30 und wartet dann ab, ohne weitere hinzuzufügen.

11. Dulcamara D 6

Solanum dulcamara: Bittersüß

- Beschwerden, die infolge einer Durchnässung auftreten
- Beschwerden von Haut und Schleimhaut
- Jede Erkältung schlägt auf die Augen
- Ohrenschmerzen, die ganze Nacht lang
- Schnupfen
- Bellender Husten

Causa: Folge von Durchnässung

Durchnässung

In der traditionellen Kräuterheilkunde wurde Bittersüß hauptsächlich gegen rheumatische Beschwerden und gegen Husten eingesetzt, wobei man schon damals wusste, dass ein Tee mit Bittersüß immer dann besonders half, wenn diese Symptome infolge einer Durchnässung und kalter Durchfeuchtung eintraten. So werden wir im Kapitel der Erkältungskrankheiten *Dulcamara* allein aufgrund dieser Causa anwenden. Bitte achten Sie hier auf den Unterschied zwischen einer Durchkühlung, einer Folge von Luftzug oder Wind oder, wie im klaren Fall der *Dulcamara*, der Durchnässung. Oft treffen wir hier im Vorfeld der Symptomatik das Gefühl an, auch innerlich ausgekühlt zu sein, mit der Angst, gar nicht mehr warm werden zu können.
Die hier gewählte Potenz der D 6 ist an ein aktuelles Geschehen angepasst und eignet sich für Erkältungskrankheiten. Liegt die Durchnässung aber weiter zurück und sind die Symptome schon alt, wie bei vielen rheumatischen Erkrankungen, beispielsweise den durchnässten Händen und Knien der Motorradfahrer, dann ist die C 30 die geeignete Potenz. Auch hier gilt wieder unser Causa-Gesetz: Wenn die Durchnässung die Ursache war, dann sind die dadurch

entstandenen Symptome nicht von Belang, so dass Sie sich in Ihrer Auswahl bitte nicht nur auf Gelenkbeschwerden oder Erkrankungen der Atemwege beschränken. Auch Blasenentzündungen beispielsweise können nach Durchnässung auftreten, oder Kopfschmerzen und psychische Veränderungen. Obwohl *Dulcamara* nicht in allen Tabellen erwähnt ist, kann sie bei jeder Erkältungsbeschwerde zur Anwendung kommen. Sie ist eine Arznei, die vorwiegend aufgrund ihrer Causa angewendet wird.

12. Eupatorium C 30

Eupatorium perfoliatum: Wasserhanf

- Zerschlagenheitsgefühl, das Gefühl, wie gerädert zu sein
- Schmerzhafter Husten, man muss sich die Brust halten
- Gliederschmerzen
- Knochenschmerzen
- Kopfschmerzen, berstend, man muss sich den Kopf halten
- Fieber
- Starker Durst

Eupatorium ist ein Klassiker bei dem Gefühl, am ganzen Körper wie zerschlagen zu sein. Es ähnelt Arnica und Bryonia. Der Wasserhanf hat aber doch eine andere Schmerzcharakteristik, hier scheint es, als säße der Schmerz tief in den Knochen, daher auch die scherzhafte Bezeichnung „Knochenbrechermittel“. Dieses Kriterium reicht aus, um den Wasserhanf zur Anwendung zu bringen, unabhängig davon, welche sonstigen Erkältungsbeschwerden vorhanden sind.

„Knochenbrecher-mittel“

13. Euphrasia D 2

Euphrasia officinalis: blühender Augentrost

- Beschwerden der Augen
- Scharfe Tränen bei mildem Nasenfluss (*Allium Cepa* andersherum)
- Wund machende Tränen brennen in den Augen und um die Augen herum, Brennen oder Jucken der Augen
- Beschwerden der Atemwegsschleimhäute
- Hilft auch bei chronischem Schnupfen, Allergien, Heuschnupfen

Der Augentröster

Augentrost ist ein so genanntes Unkraut, welches auf fast allen deutschen Wiesen vorkommt. Traditionell wurde es bei allen Beschwerden eingesetzt, die mit den Augen zu tun haben: Überanstrengung der Augen vom Lesen, Entzündungen und Katarrhe der Augen. Die Homöopathie setzt die *Euphrasia* ebenso ein. Sie sollten sie anwenden, sobald bei einem Erkältungsinfekt die Augen in Mitleidenschaft gezogen werden, gleichen Sie sie nur zuvor mit der Küchenzwiebel, *Allium cepa* ab.
Auch in der Behandlung allergischer Beschwerden der Augen und Heuschnupfen zeigt die *Euphrasia* eine erstaunliche Wirkung.

14. Ferrum phosphoricum D 12

Ferrum phosphoricum: Eisenphosphat

- Leichte bis mittlere Fieber mit mäßigem Verlauf
- Fieber ohne Beeinträchtigung des Allgemeinbefindens,
- man möchte im Bett liegen und dabei Zeitung lesen oder Fernsehen
- Fieber bei Zahnungsbeschwerden, Ohrenschmerzen oder Mittelohrentzündung
- Schwäche, fröstelig, alles strengt an
- Blutarmut: Ohrensausen, Schwindel, man ist schnell sehr erschöpft
- Bedürfnis nach Mittagsschlaf

- Kindermittel ersten Ranges
- Blutarmut
- Rekonvaleszenzmittel

Ferrum ist das Fiebermittel unserer Wahl, wenn ein Fieber mäßig beginnt und auch mäßig bleibt. Die Temperaturen werden wohl nicht über 39 Grad steigen, und der Körper kommt recht gut mit dem Fieber klar. Dieses seichte Fieber reicht als alleiniger Grund aus, dieses Mittel anzuwenden.

Leichte Fieber, Blutarmut

Als Rekonvaleszenzmittel hilft uns das Eisenphosphat, die roten Blutkörperchen wieder aufzubauen – und das besser als jedes gewöhnliche chemische Eisenpräparat. Hier gibt es keine Bauchschmerzen, die Eisen ja so gerne verursacht, es gibt auch kein Verfärben des Stuhls, und die Leber wird nicht belastet. Die Schwäche, Müdigkeit, der Schwindel und die Erschöpfung sind bekanntlich Symptome, die bei Blutarmut auftreten können. Besonders Kinder haben während ihrer Entwicklungsschübe vorrübergehende Blutarmut, aber auch Erwachsene durch Mangelernährung oder nach überstandener Krankheit.

15. Gelsemium C 30

Gelsemium sempervirens: Gelber Jasmin

- Hohes Fieber mit Neigung zu Kopfschmerzen
- Kopfgrippe
- Kopfschmerzen, auch chronische, Migräne
- Kopfschmerzen, die sich zu den Augen erstrecken
- Schmerzen in den Augen
- Schwäche im Nacken
- Geistige, seelische oder körperliche Schwäche
- Abgeschlagenheit, Muskulatur ist schlaff
- Verlangen nach Alleinsein
- Folge von Verkühlung

Bei dem Fieber, welches *Gelsemium* benötigt, ist immer auch der Kopf in Mitleidenschaft gezogen, während die betroffene Person äußerst schwach ist. Kopfschmerzen erstrecken sich oft bis zu den Augen oder in deren Nähe.

„Schlafzimmerblick"

Wenn eine Erkältung einen grippeartigen Charakter hat, dann kann dies oft ein Hinweis auf *Gelsemium* sein: Das Fieber ist sehr hoch, der Kopf fühlt sich benommen an, oft schmerzt er.

Die Muskulatur ist ausgesprochen schlaff.

Man kann bei gewöhnlichen Kopfschmerzen eine Gabe *Gelsemium* D 6 versuchen. Stahlt der Schmerz von hinten ins Auge, aber auch bei chronischen oder wiederkehrenden Kopfschmerzen oder Migräne, versuche man die C 30 in zweiwöchentlichen Gaben.

16. Hepar sulfuris D 12

Hahnemanns Kalkschwefelleber

- Große Erkältlichkeit
- Große Überempfindlichkeit gegenüber Kälte, Frostigkeit
- Überempfindlichkeit gegen Schmerz
- Erkrankte Teile schmerzen bei Berührung
- Stechende Schmerzen beim Schlucken, als befänden sich im Hals Splitter oder eine Fischgräte
- Katarrhe mit dicker, gelblicher Absonderung
- Angina
- Halsschmerzen können sich bis in die Ohren erstrecken
- Große Neigung zu Eiterung
- Schlechter Geruch der Absonderungen, Geruch nach Käse
- Besserung durch Wärme und warme Getränke
- Schlimmer durch das Einatmen kalter Luft

Hepar sulfuris ist oft nach *Aconitum* oder *Belladonna* angezeigt, wenn sich Eiterstippchen auf den geschwollenen Mandeln zeigen.

Gibt man *Hepar sulfuris* frühzeitig, so kann man oft eine Eiterbildung noch verhindern. Hat man eine solche frühe Möglichkeit des Eingreifens nicht, so kann man sich jedoch darauf verlassen, dass ein eitriger Prozess unter der Wirkung von *Hepar* schneller verlaufen wird und eine letztendliche Ausheilung von langfristiger Natur sein wird.

„Lokale Eiterungen und Entzündungen“

17. Ipecacuanha D 6

Cephaelis ipecacuanha:

- Hustenmittel, das für jedes Stadium des Hustens geeignet ist
- Husten bis zum Würgereiz
- Übelkeit, Würgereiz, Erbrechen
- Asthma, Kinderhusten, Keuchhusten
- Saubere Zunge, rotes Gesicht

Ipecacuanha hat sich seine Lorbeeren möglicherweise in der Behandlung des Keuchhustens verdient. Dieser fortwährende, erschöpfende Husten führt in seinen Anfällen oftmals zum Erbrechen. Dies ist besonders bei Kindern der Fall, die noch nicht so gut abhusten können, und deren Halsmuskulatur dann zur Verkrampfung neigt, so dass es zum Würgereiz kommt. Doch auch Erwachsene kennen einen solchen Würgereiz beim Husten.

Würgereiz

Darüber hinaus aber verfügt diese tropische Pflanze tatsächlich über Stoffe, die über die Nervenbahnen Erbrechen auszulösen vermögen. Dadurch kommt *Ipecacuanha* bei allen Arten des Erbrechens zur Anwendung, also auch dann, wenn dieses unabhängig vom Husten auftritt wie bei Magen-Darm-Katarrhen, Nahrungsunverträglichkeiten, Elendigkeitsgefühl oder genereller Übelkeit. Sie eignet sich auch bei Schwangerschaftsübelkeit.

18. Lachesis C 30

Lachesis muta, Schlangengift des Buschmeisters

- Hals überempfindlich gegen Berührung
- Flüssigkeiten können schwerer geschluckt werden als feste Speisen
- Beengungsgefühl am Hals
- Erstickungsgefühl
- Sehr empfindlich gegen Berührung
- Besser, wenn fester Druck auf die leidenden Stellen ausgeübt wird
- Schüttelfrost
- Blutandrang zum Kopf
- Nasenbluten
- Kopf heiß, Glieder kalt
- Große seelische Erregung, manchmal Schwatzhaftigkeit
- Schläft sich in die Verschlimmerung hinein
- Schlimmer durch Wärme und heiße Getränke
- Die allgemeine Entkräftung erscheint unangemessen ausgeprägt

„Virusmittel“

Mein erster Homöopathielehrer empfahl uns vor langer Zeit, uns dieses großartige Arzneimittel einzuprägen durch das Bild eines Schlangenbisses. Das Krankheitsbild ist hier besorgniserregender, als beispielsweise bei der *Apis*, der Honigbiene. Nach einem solchen Biß können sich Haut oder Schleimhaut rot, dunkelrot, ja manchmal sogar bläulich verfärben. Die Schwellung ist ebenfalls stärker, als nach einem Bienenstich. Die geschwollenen Bereiche schmerzen und sind enorm berührungsempfindlich. Hat das Schlangengift sich dann über die Blutgefäße im Körper verteilt, wird der Kopf heiß, die Glieder sind kalt, es kann ein Schüttelfrost auftreten, es tritt Unruhe auf, die an ein Delirium erinnern kann. Es ist möglich, dass die betreffende Person im Fieber beginnt, zu erzählen, ganz egal was, es scheint dann, als würde diese „Schwatzhaftigkeit“ ihr helfen, das Schlangengift zu verkraften.

Diese Charakteristiken sind also typisch für *Lachesis*. Und die Homöopathen wählen sie zumeist nach diesen Charakteristiken aus. Bitte bedenken Sie auch hier wieder, dass es darum geht, die *Tendenz* eines Fiebercharakters wieder zu erkennen und die *Tendenz* der Schleimhautschwellungen zu diesem Bild des Schlangenbisses hin.

Lachesis paßt also gut bei Halsschmerzen, wenn diese mit höherem Fieber einhergehen, und bei Infekten, die eher auf eine virale Ursache schließen lassen als auf eine bakterielle. Die Intensität des Krankheitsbildes ist stärker als bei den anderen Mitteln, das Stadium von *Hepar sulfuris* aber ist noch nicht erreicht. Der Kranke ist geschwächt, Kälteschauer können mit Hitzewallungen abwechseln.

19. Nux vomica C 30

Strychnos nux vomica: Brechnuß

- Entgiftungsmittel
- Fieber
- Schnupfen, der nachts stockt, tagsüber aber besser fließt
- Husten, verschlackter Managerhusten
- Verdauungsprobleme
- Rekonvaleszenzmittel
- Folge von seelischer Erregung: Prüfungsangst, Schreck
- Folge von seelischer oder körperlicher Überlastung
- Folge von Stoffwechselüberlastung durch Medikamente wie Antibiotika oder Schlaftabletten, Alkohol, Rauch, ungesunder Lebensweise
- Folge von Schlafmangel
- Folge von Ärger
- Folge von Zugluft

„Managermittel“

Das Arzneimittelbild der Brechnuß erlernen Homöopathen am Beispiel des typischen gestressten Geschäftsmannes. Heute muss man dieses Bild auf den Typus des Managers ausweiten, zu dem mittlerweile auch Frauen gehören. Ein Manager ist immer in Eile und im Stress, er hat weder Zeit, in Ruhe zu essen, geschweige denn, sich über eine gesunde Ernährungsweise Gedanken zu machen. Entsprechend ist sein gesamter Stoffwechsel überlastet. Er schläft schlecht, er lenkt sich mit Genussgiften ab, ist womöglich Kettenraucher. Tagsüber trinkt er pausenlos Kaffee, abends trinkt er das eine oder andere Gläschen Wein zu viel, um abschalten zu können.

All die Symptome, die wir diesem Manager hier andichten, treffen auch für *Nux vomica* zu. Sein Stoffwechsel ist so verschlackt, dass der Körper die Schleimhautkatarrhe scheinbar nicht zuende bringen kann. Morgens mag der Schnupfen im Fluss sein, abends aber dann schon nicht mehr. Der Husten mag chronisch werden. Ein akuter Husten aber entwickelt sich nicht so wie er soll. Soviel zum „Bild“ des Managers. Viele Menschen aber sind aus anderen Gründen verschlackt, und hier kommen die verschiedenen Causaen zum Tragen, von denen *Nux vomica* ausgesprochen viele zu bieten hat.

Wir geben *Nux vomica* auch nach Narkosen, nach antibiotischen Behandlungen, nach der Einnahme von chemischen Arzneimitteln über einen längeren Zeitraum.

Ist Stress die Ursache einer Beschwerde, dann gilt auch hier wieder: Es ist egal, wie und mit welchen Symptomen ein Körper auf Stress reagiert, seine Folgen sollten Sie mit *Nux vomica* behandeln. Dies gilt übrigens auch für emotionalen Stress. Kinder in Scheidungssituationen, geschiedene Ehepartner, Studenten nach der Klausurzeit, Angehörige, die ein Familienmitglied pflegen, Erstkläßler, die mit Anspannung auf die neue Schulsituation reagieren, der sich in Kopf- oder Bauchschmerzen äußert.

20. Phytolacca D 6

Phytolacca decandra, die Wurzel der Kermesbeere

- Schleimhäute des Kopfes
- Grippaler Infekt
- Trockene Rachenkatarrhe
- Angina, Seitenstrangangina
- Schmerz der Zungenwurzel, der beim Schlucken bis in die Ohren ausstrahlen
- Schmerzen im Hals, als säße dort eine Kugel fest
- Mandelentzündungen
- Gliederschmerzen, wie zerschlagen
- Folgeerscheinungen von Hals oder Rachenentzündungen
- Bei Halsschmerzen, wenn noch keine besonderen Symptome vorliegen

Hals und Ohren

Phytolacca hat eine ausgesprochene Beziehung zum Hals, einschließlich des Mittelohrs. Man gibt sie zu Beginn der Halsschmerzen, wenn sonst noch keine weiteren Symptome erkennbar sind. Selten folgen auf Hals- oder Rachenentzündungen kollaterale Erkrankungen wie Entzündungen anderer Schleimhäute, rheumatische Beschwerden oder Hautausschläge. Dies sind die Einsatzgebiete von *Phytolacca*. Man kann sie also sehr früh, aber auch noch einige Zeit nach dem Abklingen einer Angina geben.

21. Pulsatilla D 6

Pulsatilla pratensis nigricans: Küchenschelle

- Nach Infektionskrankheiten
- Nach Grippe
- Nach Masern
- Zur Ausleitung nach Schleimhautkatarrhen

Ein Drainagemittel benötigt man entweder zum Entgiften der Schleimhäute, oder aber, um diese generell anzuregen. In der klassischen Homöopathie gibt man ein solches Drainagemittel grundsätzlich vor dem Einsatz von Nosoden: Das sind homöopathische Arzneimittel, die aus Krankheitserregern hergestellt werden und auf die der Körper oft mit einer großen Entgiftung reagiert. In der Behandlung akuter Erkrankungen setzen wir die Drainagewirkung der tieferen *Pulsatilla*-Potenz als Abschlussmittel oder in der Zeit der Rekonvaleszenz ein.

„Drainagemittel"

Ausleitung nach Schleimhautkatarrhen:
Wenige Tage lang 3 mal täglich eine Gabe

22. Pulsatilla C 30

Pulsatilla pratensis nigricans: Küchenschelle

Fieber mit Schnupfen oder Ohrenschmerzen nach Verkühlung im Freien. Fieber in Verbindung mit Schleimhautbeschwerden wie Husten oder Schnupfen, der fließen, aber auch stocken kann. Er fließt mehr, sobald man ins Schwitzen kommt

- Hustenmittel per excellence, passt in allen Stadien
- Heiserkeit, Verdauungsprobleme, Rippenfellentzündung
- Beschwerden der Schleimhäute
- Rötung des Ohres und des Innenohres
- Ohrenschmerzen, Mittelohrentzündung im Zusammenhang mit einem Erkältungsinfekt, heftige, stechende Ohrenschmerzen
- Ohrenentzündung nach Masern
- Bindehautentzündung oder -reizung, Gerstenkorn
- Sandgefühl in den Augen, Lichtempfindlichkeit
- Kopfschmerzen, Gliederschmerzen
- Hängt an Mamas Rockzipfel und lässt sich trösten, tränenreich

- Die Symptome können sich ständig ändern
- Milde und gelbliche oder gelblichgrüne Absonderungen
- Sehnt sich nach frischer Luft, selbst wenn er frieren sollte
- Oft fehlt der Durst
- Folge von Verkühlung

Die *Pulsatilla* gilt als unsere Schleimhaut-Akrobatin, denn wann immer ein Katarrh sich auf den Schleimhäuten abspielt, kann sie hier eingreifen und die Dinge wieder ins Fließen bringen. Dies erklärt auch die umfangreiche Liste ihrer Symptome, umso mehr, da *Pulsatilla* die Neigung hat, die Charakteristik ihrer Symptome zu ändern.

„Schleimhaut-Akrobatin" - bringt die Dinge wieder ins Fließen

- Folge von Unterdrückung

Dies kann beispielsweise der Fall sein, wenn ein Schnupfen durch chemische Schnupfenmittel unterbrochen wurde und von allein nicht wiederkommt. Das Gleiche gilt auch für Husten oder Schweiß. Es ist erstaunlich, was man alles unterdrücken kann. Die alten Ärzte hatten hier ein geschultes Auge, was uns leider heutzutage oft abhanden gekommen ist. Sogar die Monatsblutung kann unterdrückt sein, beispielsweise durch eine Verkühlung, aber durchaus auch durch seelischen Kummer.

Ein typisches Beispiel ist das Unterdrücken von Husten, besonders bei Kindern mit spastischer Bronchitis: Der Husten verschwindet nach chemischen Arzneien, dafür erscheint aber bald ein Durchfall, der medizinisch kaum mehr zu beeinflussen ist. Für all diese Fälle ist *Pulsatilla* ein ganz großartiges Mittel.

Bedenken Sie, wie oft wir die „Nase voll haben", und unser Darm die undankbare Aufgabe hat, unsere Gefühle zu „verdauen". Die *Pulsatilla* wird alles wieder ins Fließen bringen.

23. Rumex D 6

Rumex crispus: Krauser Ampfer

- Husten generell
- Wenn der trockene Husten durch ein Kitzeln hinterm Brustbein ausgelöst wird
- Einatmen frischer Luft löst einen neuerlichen Hustenanfall aus

Kitzeln im Hals

Die Stärke von *Rumex* sind Schleimhautkatarrhe der Atemwege. Ähnlich, wie bei *Phytolacca* kann dies unser einziges Auswahlkriterium sein, wenn keine weiteren Symptome vorhanden sind. Darüber hinaus weisen uns einige andere Charakteristiken ebenfalls auf *Rumex* hin: Der Husten scheint von einem Kitzelreiz in den Bronchien, also „hinter dem Brustbein" ausgelöst zu sein, es ist ein trockener Reizhusten. Außergewöhnlich ist die Empfindlichkeit gegen das Einatmen kalter Luft, welches sofort einen neuen Hustenreiz auslöst.

24. Sambucus nigra D 3

Sambucus nigra: Schwarzer Holunder

- Schnupfen, insbesondere der Säuglingsschnupfen
- Beschwerden der Atemwege
- Luftnot oder Lufthunger durch Schnupfen

Babyschnupfen

Wer würde sich nicht an den Saft des schwarzen Holunders erinnern, den unsere Großmütter alljährlich in Vorräten zubereiteten? Holunder ist schweißtreibend, und er verdünnt die Körpersäfte. Diese Eigenschaft macht sich die Homöopathie dann zunutze, wenn ein Schnupfen nicht fließen kann oder die Naseninnenwände zu sehr geschwollen ist, als dass man durch sie noch atmen könnte. Der Säuglingsschnupfen ist ein sehr klassisches Beispiel hierfür, doch auch bei Erwachsenen treffen wir ihn an.

25. Spongia D 6

Euspongia officinalis: Badeschwamm

- Trockener, schmerzhafter Husten
- Husten in der Kehle, atmet wie durch einen Schwamm
- Heiserkeit
- Schnupfen
- Alles ist trocken, wie von einem Schwamm getrocknet
- Atemwege „knochentrocken“
- Halsschmerz fühlt sich an, als müsse man durch einen Schwamm atmen
- Trinken bessert
- Schläft sich in die Verschlimmerung hinein
- Jede seelische Aufregung verstärkt den Husten
- Folge von Verkühlung

Atemwege knochentrocken

Spongia eignet sich bei Erkältungsbeschwerden, wenn sie durch Trockenheit charakterisiert sind. Versuchen Sie sich vorzustellen, wie es sich anfühlen mag, wenn jemand mit einem Badeschwamm bei Schnupfen Ihr Naseninneres abgetupft. Sie spüren dann eine unangenehme Trockenheit, die schmerzhaft sein kann. Auch ein Husten kann sich so anfühlen, schmerzhaft-trocken und heiser. Der Badeschwamm ist jodhaltig, hierdurch verrät er uns seine Fähigkeit, auch chronischen Husten, ständiges Kratzen im Hals und die Neigung zum Räuspern zu heilen.

Homöopathische Nasensprays

1. Arum triphyllum Nasentropfen

- Schnupfen in Anfällen
- wund machender, scharfer Schnupfen
- Verstopfung der Nase
- Trockenheit in der Nase
- Manchmal schuppige Trockenheit der Haut um die Nase herum

2. Euphorbium comp Nasenspray

- Wund machender Fließschnupfen
- Trockenheitsgefühl trotz reichlicher Sekretion
- Niesreiz
- Manchmal Stirn- und Schläfenschmerz

3. Luffa Nasenspray DHU

Luffa operculata: Luffaschwamm

- Trockener Schnupfen mit Borkenbildung in der Nase
- Nebenhöhlenentzündungen

Die wichtigsten Causaen für Erkältungsbeschwerden

Wenn wir die Causa einer Erkrankung kennen, dann ist dies der Joker der Homöopathie. Wir brauchen dann nicht mehr die einzelnen Symptome miteinander vergleichen. Denn bei einer kausalen Vorgehensweise ist es einerlei, mit welchen Beschwerden wir es zu tun haben. Hier ist einzig wichtig, durch welches Ereignis in unserer Vorgeschichte unsere Lebenskraft verstimmt werden konnte.

Erkältungsbeschwerden wurden verursacht durch:

Abkühlung: *Nux vomica*
des Körperschweißes: *Aconitum*
der Füße: Nux vomica, *Pulsatilla*
des Kopfes: Belladonna, *Pulsatilla*

Amalgambelastung: *Carbo vegetabilis*

Antibiotika: *Nux vomica*

Anstrengung: körperliche: *Arnica, Bryonia, Nux vomica, Spongia*
geistige: *Nux vomica, Pulsatilla*

Angst: *Aconitum, Sambucus nigra*

Ärger: *Aconitum, Bryonia, Chamomilla, Nux vomica, Pulsatilla*
mit Schreck: *Aconitum*

Arzneimittel:	*Nux vomica*
Ausschweifung:	*Carbo vegetabilis, Nux vomica*
Blutverlust:	*Ferrum phosphoricum*
Durchfallerkrankungen:	*Carbo vegetabilis*
Durchnässung:	*Dulcamara*
Eifersucht:	*Apis, Lachesis*
Enttäuschte Liebe:	*Lachesis*
Erschütterung:	*Arnika*
Erwartungsangst:	*Gelsemium*
Feuchtigkeit:	Aufenthalt im Regen, feuchte Räume, feuchte oder durchgeschwitzte Kleidung: *Dulcamara, Pulsatilla*
Freudige Überraschungen:	*Gelsemium*
Gemütsbewegungen:	*Aconitum, Bryonia, Chamomilla, Nux vomica, Sambucus nigra*
Genußmittel:	*Nux vomica*
Haarschneiden macht Erkältung:	*Belladonna*
Heben, Überheben:	*Arnika*

Jetlag:	*Arnica, Gelsemium, Nux vomica*
Kaffee:	*Nux vomica, Chamomilla, Ipecacuanha*
Kalte Luft:	*Aconitum, Bryonia, Causticum, Chamomilla, Pulsatilla*
Kater:	*Nux vomica*
Kummer:	*Sambucus nigra*
Kummer, langanhaltenden:	*Lachesis*
Mangel an Bewegung:	*Nux vomica*
Masern:	Beschwerden nach Masern: *Carbo vegetabilis, Pulsatilla*
Nachtschwärmerei:	*Nux vomica, Pulsatilla*
Nasswerden:	*Dulcamara, Pulsatilla, Carbo vegetabilis* des Kopfes: *Belladonna* beim Schwitzen: *Aconitum Dulcamara Bryonia* der Füße: *Dulcamara, Nux vomica, Pulsatilla*
Ostwind, scharfer, kühler Wind:	*Aconitum*
Prüfungsangst:	*Gelsemium*
Regen:	*Dulcamara*
Scharf gewürzte Speisen:	*Nux vomica*

Schlafmangel:	*Nux vomica*
Schlag:	*Arnica*
Schmerzmittel:	*Belladonna, Carbo vegetabilis, Nux vomica*
Schock:	*Aconitum*
Schreck:	*Aconitum, Gelsemium*
Schweiß:	Beschwerden durch unterdrückten Schweiß: *Aconitum, Belladonna, Bryonia, Chamomilla, Dulcamara*
Sexuelle Verausgabung:	*Carbo vegetabilis, Nux vomica*
Sitzende Lebensweise:	*Nux vomica*
Sonnenbrand:	*Belladonna, Pulsatilla*
Sorgen:	*Lachesis*
Studieren:	*Nux vomica*
Tabak:	*Nux vomica, Pulsatilla, Spongia*
Speisen und Getränke:	*Nux vomica*
Überarbeitung :	*Nux vomica*
Überessen:	*Nux vomica*
Unterdrückung des sexuellen Verlangens:	*Apis, Pulsatilla*

Unterdrückte Absonderungen, wie Schweiß, Schnupfen, Monatsblutung:	*Aconitum, Pulsatilla*
Verkühlung:	*Carbo vegetabilis, Causticum, Dulcamara*
Verletzungen:	*Aconitum, Arnica* mit Blutung: *Arnica*
Wasser, Beschwerden durch Arbeiten im Wasser:	*Dulcamara*
Wetterwechsel:	*Aconitum, Dulcamara, Bryonia*
Wind:	*Aconitum, Chamomilla, Nux vomica, Pulsatilla*
Wein:	*Arnica, Carbo vegetabilis, Nux vomica*
Zigaretten:	*Nux vomica*

Mittelwahl nach bewährten Indikationen im Überblick

Hier finden Sie eine Liste bewährter Indikationen und Modalitäten der Homöopathie

- Alle Rubriken beziehen sich immer auf die Zeit während oder nach der Erkrankung.
- Um ein Mittel herauszufinden, genügt eine einzige bewährte Indikation, treffen noch mehr Aspekte zu, ist das um so besser.
- Die Unterscheidung mehrerer Mittel erfolgt über das Abgleichen der Arzneimittelbilder.

Beispiel: **Ärgerlich** unter den Erkältungsbeschwerden: *Chamomilla* und *Bryonia*. Lesen Sie jetzt die betreffenden Arzneimittelbilder und finden Sie heraus, in welches *Gesamtbild* Ihre Beschwerden eher passen.

Abmagerung
während der Erkrankung: *Phytolacca*
nach wiederholtem Fieber: *Eupatorium*

Angina: siehe Halsschmerzen

Ängstlichkeit
begleitet die Beschwerden: *Aconitum*

Augenlider schwer während Erkältungsbeschwerden:
- Schlafzimmerblick: *Gelsemium*

Ärgerlich unter den Erkältungsbeschwerden: *Chamomilla, Bryonia*

Augenreizung, Augenentzündung: siehe Bindehautentzündung

Augen schmerzhaft während Erkältungsbeschwerden: *Eupatorium*
- empfindlich gegen Berührung: *Hepar sulfuris*

Augen tränen: *Euphrasia, Cepa*

Bindehautentzündung:
- ohne weitere Symptome: *Euphrasia*
- klare Tränen: *Allium cepa*
- Augenwinkel morgens verklebt: *Pulsatilla*
- eitrig: *Hepar sulfuris*
- Schwellung der Lieder: *Apis*
- allergisch: *Euphrasia, Allium cepa*
- Bindehautentzündung der Kindern während der Zahnungszeit: *Ferrum phosphoricum*
- Bindehautentzündung nach Erkältungsinfekt: *Chamomilla*

Blässe: *Ferrum phosphoricum*

Bronchitis: siehe Husten

Burn-Out: *Nux vomica*

Drainage: *Pulsatilla* D 6

Durchfall:	
während Erkältungsbeschwerden:	*Ferrum phosphoricum, Nux vomica, Pulsatilla*
während Zahnungsbeschwerden:	*Ferrum phosphoricum*
infolge von Durchnässung:	*Dulcamara*
mit saurem Geruch:	*Hepar sulfuris*
mit Übelkeit:	*Ipecacuanha*
im Wechsel mit Verstopfung, kein Stuhl gleicht dem anderen:	*Pulsatilla*
Durst während Erkältungsbeschwerden:	
großer Durst:	*Bryonia*
Durst fehlt:	*Apis, Pulsatilla*
Eiterung:	Hepar sulfuris
Empfindlichkeit:	siehe Überempfindlichkeit
Erkältungsneigung:	*Belladonna*
Stoffwechselbelastung:	*Nux vomica*
blutarm:	*Ferrum phosphoricum*
Kinder, die sich andauernd erkälten:	*Ferrum phosphoricum*
Erkältungskopfschmerz:	
Matschbirne:	*Nux vomica*
Schmerz strahlt aus:	*Belladonna*
Kopfgrippe:	*Gelsemium*
Kopfschmerz am Auge:	*Belladonna*
erstreckt sich zum Auge:	*Gelsemium*
Hinterkopf:	*Gelsemium*
Wandernd:	*Pulsatilla*
Klopfend:	*Belladonna*

mit Benommenheit:	*Gelsemium, Nux vomica,. Arnica*
mit Erbrechen:	*Nux vomica, Ipecacuanha*
mit Augenflimmern:	*Gelsemium*
nach Zugluft:	*Aconitum, Nux vomica*
schrille Schreie der kleinen Kinder:	*Apis*
mit rotem Gesicht:	*Belladonna*
beim Bücken:	*Bryonia*

Erschöpfung: siehe Lebenskraft

Fieber:

Fieber ohne weitere Symptome:	*Belladonna*
leichte Fieber:	*Ferrum phosphoricum*
stürmisch:	*Aconitum*
Kopfgrippe:	*Gelsemium*
Fieber in Schüben:	*Nux vomica*
Fieber quengeliger Kinder:	*Chamomilla*
Fieber mit Ohrenschmerzen:	*Pulsatilla*
Fieber mit Kopfschmerzen:	*Gelsemium*
mit Übelkeit:	*Ipecacuanha*
trockene, heiße Haut:	*Aconitum*
will in jedem Fieberstadium zugedeckt sein:	*Nux vomica*
frösteln bei jedem Aufdecken:	*Nux vomica*
Knochenschmerzen:	*Eupatorium*
alljährlich wiederkehrend, kommt jedes Jahr zur gleichen Zeit:	*Lachesis*

Gemüt:

weint leicht unterhalb der Beschwerden:	*Pulsatilla*
quengelig:	*Chamomilla*

Kinder möchten umhergetragen werden, verlangen mal dies, mal das, doch nichts tröstet:	*Chamomilla*
Geschwätzigkeit während der Erkältungsbeschwerden:	Lachesis
Gliederschmerzen:	
ohne weitere Symptome:	*Eupatorium*
Muskeln:	*Arnica*
Nerven:	*Aconitum*
Rücken:	*Nux vomica, Phytolacca*
anfallsweise:	*Pulsatilla*
Knochen:	*Eupatorium, Ipecacuanha*
Halsschmerzen:	
ohne weitere Symptome:	*Phytolacca*
mit Fieber:	*Belladonna*
hohes Fieber:	*Aconitum*
schluckempfindlich, Fremdkörpergefühl, Kloß im Hals:	*Lachesis*
eitrig:	*Hepar sulfuris*
Hals wie wund/roh:	*Causticum*
starke Schwellung:	*Apis*
Gefühl eines Splitters oder einer Fischgräte im Hals:	*Hepar sulfuris*
kann keine heißen Flüssigkeiten trinken:	*Lachesis, Phytolacca*
nach Halsschmerzen, zur völligen Ausheilung:	*Phytolacca* bis einige Tage nach Abklingen der Symptome
chronisch, kratzend:	*Drosera*

Hautausschläge:

infolge von Durchnässung:	*Dulcamara*

Heiserkeit:

wunder Hals:	*Causticum*
Trockenheit, Kratzen im Hals:	*Spongia*
Heiserkeit der Sänger und Redner:	*Causticum*
Stimme unsicher:	*Rumex*

Husten:

ohne weitere Symptome:	*Pulsatilla*
Husten der Kinder:	*Drosera*
schmerzhaft:	*Spongia*
stechend:	*Bryonia*
trocken, klingt wie eine Säge:	*Spongia*
lockerer Husten, grobblasiges Rasseln:	*Ipecacuanha*
Schnellfeuerhusten:	*Drosera*
Keuchhusten:	*Drosera*
ermüdend und unaufhörlich:	*Rumex, Drosera*
Kind bekommt keine Luft, wird blaß:	*Ipecacuanha*
Husten nervt Nachts:	*Spongia*
Husten mit Fieber:	*Belladonna*
Husten mit sehr hohem Fieber:	*Aconitum*
Husten bis zum Erbrechen:	*Ipecacuanha, Drosera*
hört nicht mehr auf:	*Drosera*
hört erst auf, wenn eine große Menge Schleim hochgekommen ist:	*Drosera*
Husten sobald man liegt:	*Belladonna, Spongia, Drosera*
Husten aus dem Schlaf heraus, gleich nach dem Wachwerden:	*Spongia*
Husten scheint den Kehlkopf zu zerreißen:	*Allium cepa*

absolute Ruhe bessert:	*Bryonia*
Hinlegen verschlimmert:	*Drosera*
als würde eine Feder im Hals kitzeln:	*Drosera*
Gefühl, als müsse man ersticken:	*Hepar sulfuris, Ipecacuanha*
Keuchhustenfolgekrankheiten:	*Drosera*
Inkontinenz:	
bei Niesen, Husten, egal welche Erkältungsbeschwerden:	*Causticum*
Kälteempfindlichkeit während der Erkältungsbeschwerden:	*Hepar sulfuris*
Kälte bessert:	*Pulsatilla, Apis, Bryonia*
Kindermittel, bewährte:	*Chamomilla, Ferrum phosphoricum, Pulsatilla, Belladonna, Spongia*
Knochenschmerzen während Erkältungsbeschwerden:	*Eupatorium*
Kopfschmerz:	siehe Erkältungskopfschmerz
Lebenskraft geschwächt nach durchgemachter Erkrankung:	*Carbo vegetabilis, Nux vomica, Phytolacca, Ferrum phosphoricum*
in der Sommerhitze:	*Gelsemium*
durch extreme Hitze oder Kälte:	*Lachesis*
Lebensunlust:	*Phytolacca*
Mandelentzündung:	siehe Halsschmerzen

Melancholisch während Erkältungsbeschwerden:	*Causticum, Pulsatilla*
Migräne:	*Gelsemium* siehe auch Erkältungskopfschmerzen
Mittelohrentzündung:	
eitrig:	*Hepar sulfuris*
entzündet:	*Phytolacca*
schmerzhaft:	*Chamomilla* siehe auch Ohrenschmerzen
Muskulatur:	
Erschlaffung der gesamten Muskulatur:	*Gelsemium*
Schmerzen:	*Arnica*
Muskeln gehorchen nicht dem Willen:	*Gelsemium*
Nasenbluten:	*Ferrum phosphoricum*
Nebenhöhlenentzündung:	*Pulsatilla*
eitrig:	*Hepar sulfuris*
trocken:	*Luffa*
schmerzhaft:	*Belladonna*
Ohrenschmerzen:	
ganz zu Beginn:	*Aconitum*
ohne weitere Symptome:	*Pulsatilla*
Tubenkatarrh der Kinder, mäßige Schmerzen:	*Ferrum phosphoricum*
schmerzhaft bei Kindern:	*Chamomilla*
Ohrenschmerzen mit Fieber:	*Belladonna*

Schmerz strahlt aus in Kopf	
und Hals:	*Belladonna*
heftiger, pulsierender Schmerz:	*Belladonna*
Neigung zu Ohrenschmerzen:	*Ferrum phosphoricum* über einen längeren Zeitraum
Quengelig unter den Erkältungsbeschwerden:	*Chamomilla*
Rachenentzündung:	siehe Halsschmerzen
Reizhusten:	
ohne weitere Symptome:	*Drosera*
schlimmer beim Niederlegen:	Belladonna, Spongia, Drosera
schmerzhaft:	*Drosera*
Rekonvaleszenz:	
Entgiften:	*Nux Vomica*
Ausleiten:	*Pulsatilla*, siehe auch Drainagemittel
Blut reinigen:	*Carbo vegetabilis*
Aufbaumittel:	*Ferrum phosphoricum*
Rhematische Beschwerden infolge von Durchnässung:	*Dulcamara*
Rippenfellentzündung:	*Eupatorium*
Stechende Schmerzen:	*Bryonia*
Rückenschmerzen während Erkältungsbeschwerden:	*Nux vomica, Phytolacca*

Schnupfen:	
ganz zu Beginn einer Erkältung:	*Aconitum*
verrotzte Kinder:	*Pulsatilla*
klarer Schnupfen:	*Allium cepa, Euphrasia*
trockener Schnupfen:	*Arum triphyllum*
Schnupfen, gelblich oder grünlich:	*Pulsatilla*
Schnupfen, eitrig:	*Hepar sulfuris*
Säuglingsschnupfen:	*Sambucus nigra*
mit Augenbeteiligung:	*Euphrasia*
besser an der frischen Luft:	*Pulsatilla*
Fließschnupfen,:	*Allium cepa*
tropft aus der Nasenspitze:	*Allium cepa*
Stockschnupfen:	*Nux vomica*
Babys:	*Sambucus nigra, Chamomilla, Pulsatilla*
Kinderschnupfen:	*Nux vomica*
mild, reichlich, klar:	*Euphrasia*
Schwäche:	siehe Lebenskraft
Schwindel:	*Eupatorium, Ferrum phosphoricum*
vom Hinterkopf ausgehend:	*Gelsemium*
mit Doppeltsehen:	*Gelsemium*
Sehen:	
verschwommen:	*Gelsemium*
Seitenstrangangina:	*Phytolacca*
Tränen der Augen:	
milde Tränen:	*Allium cepa*
wundmachende Tränen:	*Euphrasia*

Tubenerguss, Tubenkatarrh:	
(= Wasseransammlung hinter dem Trommelfell)	*Pulsatilla, Phytolacca, Ferrum phosphoricum* siehe auch Ohrenschmerzen
Übelkeit während der Erkältungsbeschwerden:	
ohne weitere Symptome:	*Nux vomica*
ständig und dauernd:	*Ipecacuanha*
Überempfindlichkeit während der Erkältungsbeschwerden:	
der Sinne (Geräusch, Lärm, Licht):	*Belladonna*
gegen Schmerzen:	*Chamomilla*
gegen kalte Luft:	*Hepar sulfuris*
gegen frische Luft:	*Rumex*
gegen äußere Eindrücke, alles ist zu viel:	*Nux vomica*
gegen Einengung des Halses oder Bauches:	*Lachesis*
gegen Einengung des Bauches:	*Nux vomica*
gegen Geräusche:	*Aconitum, Nux vomica*
gegen Gerüche:	*Aconitum, Chamomilla, Nux vomica*
emotional:	*Gelsemium*
der geringste Anlass reizt:	*Hepar sulfuris*
kleinste Beschwerden erscheinen unerträglich:	*Nux vomica, Chamomilla*
Unruhe begleitet die Beschwerden:	*Aconitum*
Verstopfung des Darmes:	*Nux vomica*
im Wechsel mit Durchfall, kein Stuhl gleicht dem anderen:	*Pulsatilla*

Zerschlagenheitsgefühl:	*Eupatorium, Arnica* siehe auch Gliederschmerzen
Zittern aus Schwäche:	*Gelsemium, Lachesis*
Zudecken verschlimmert:	*Lachesis, Chamomilla*

Häufige Fragen

In welcher Form gibt es homöopathische Arzneimittel?

Homöopathische Arzneimittel gibt es in verschiedenen Formen der Darreichung:

- *Globuli (Kügelchen):* Zuckerkügelchen aus Saccharose, die mit einer alkoholischen Dilutation des gewünschten Arzneimittels beträufelt werden. Eine Gabe entspricht meist 5 – 10 Kügelchen.

- *Trituration (Pulver):* Hier wird die Arzneisubstanz mit Milchzucker (Lactose) verrieben. Die Mengenangabe der Trituration erfolgt in „Messerspitzen" oder „Fingerspitzen". Eine Messerspitze entspricht etwa 5 Globuli.

- *Dilutation (Tropfen):* Hier ist der Arzneimittelträger meistens eine Flüssigkeit, die aus 43 % Äthanol besteht. Ein Tropfen entspricht in etwa einem Kügelchen.

- *Tabletten:* Hier werden Triturationen zusammen mit Lactose zu Tabletten gepresst. Eine Tablette entspricht meist einer Gabe Kügelchen, also zehn Globuli.

- *Ampullen:* Homöopathische Injektionspräparate, die zunehmend zum Einsatz kommen. Hier werden die Inhaltsstoffe meist mit isotonischer Kochsalzlösung potenziert. Für den privaten Gebrauch sind sie eher ungeeignet. Sie sollten aber wissen, dass man diese Ampullen nicht unbedingt injizieren muss, man kann sie auch trinken.

Wie lagert man homöopathische Arzneimittel?

Homöopathische Arzneimittel sollten möglichst in kühler und trockener Umgebung gelagert werden. Es hat sich gezeigt, dass elektromagnetische Felder die Wirkung beeinträchtigen können. Ihre Hausapotheke sollte also nicht in unmittelbarer Nachbarschaft zu Mikrowellen, Fernseher, Computer und anderen technischen Geräten stehen. Neueste Erkenntnisse ließen im Übrigen keine störende Wirkung auf homöopathische Arzneien durch Röntgendurchleuchtung auf Flughäfen erkennen.

So können Sie Ihre Hausapotheke also auch stets mit in den Urlaub nehmen. Anders verhält es sich mit stark riechenden Substanzen wie ätherischen Ölen und Gewürzen. Davon sollten Sie ihre Mittel fernhalten.

Wie lange halten homöopathische Arzneien?

Homöopathische Arzneien sind im Prinzip unbegrenzt haltbar. Ausnahmen bestehen, wenn die Trägersubstanz ein Haltbarkeitsdatum hat. Es ist also möglich, dass die Salbengrundlage verdirbt, ein flüssiges Komplexmittel trübe wird.

Die Globuli und Tabletten jedoch halten ewig. Man sagt, dass die Globuli aus Hahnemanns einstigem Besitz noch heute ihre Wirksamkeit haben.

Eine Ausnahme ist der Phosphor. Dieser ist auch in der Ursubstanz veränderlich und sollte in flüssiger Form jeweils frisch hergestellt sein. Phosphorus in Globuli jedoch hält ebenfalls unbegrenzt.

Das deutsche Arzneimittelgesetz sieht eine Haltbarkeit der Medikamente von maximal fünf Jahren vor. Eine längere Haltbarkeit kennt man hierzulande schlichtweg gar nicht, so dass die Hersteller gezwungen sind, die Haltbarkeit auch der homöopathischen Globuli mit maximal fünf Jahren zu deklarieren.

Wie nimmt man homöopathische Arzneimittel ein ?

Globuli, Tabletten, Dilutionen und Pulver lässt man unter der Zunge zergehen. Es ist wichtig, die so genannte Information der Arznei so lange wie möglich auf den Körper einwirken zu lassen. Für die Laienhomöopathie ist diese Anwendungsform vollkommen ausreichend.

Eventuelle Variationen der Sie begleitenden Homöopathen wie das weitere Verdünnen, Verschütteln oder Verkleppern dienen nach dessen Beurteilung der angemessenen Dosierung der jeweiligen Arznei.

Kann man homöopathische Arzneien überdosieren?

Ja, das ist möglich. Wenn Sie Ihre homöopathischen Arzneien länger als notwendig anwenden, dann wird Ihr Körper auf einen Heilreiz reagieren, den er inzwischen schon nicht mehr benötigt. Die Folge ist eine überflüssige Abwehrreaktion. Es entsteht dann eine so genannte Arzneimittelprüfung am Gesunden. (siehe Kapitel Einführung in die Homöopathie, Arzneimittelprüfung) Setzen Sie in diesem Fall das Mittel ab, und lassen Sie es ausklingen.

Das Erleben einer Arzneimittelprüfung ist nichts Schlimmes, man geht stets mit einer gestärkten Immunfähigkeit aus einer solchen Prüfung hervor. Eine Ausnahme bildet hier das Mittel Thuja, welches Sie bitte nur in Absprache mit Ihrem Homöopathen anwenden.

Kann man homöopathische Mittel unterdosieren?

Ja, auch das ist möglich, aber normalerweise sehr unwahrscheinlich. Viel wahrscheinlicher ist es, dass Sie die Reaktionen Ihres Körpers nicht wahrnehmen können, denn das kann man durchaus nicht immer. Versuchen Sie, entweder das Mittel erneut einzunehmen, oder wählen Sie ein passenderes Mittel. Wenn dies alles nicht helfen sollte, denken Sie auch an eine Gabe Nux vomica C 30 als Zwischenmittel.

Ist es schlimm, wenn ich 20 statt der empfohlenen 5 oder 10 Kügelchen genommen habe?

Nein, das ist nicht schlimm. Die Menge der verabreichten Globuli ist weniger wichtig als die Häufigkeit der Gabe, denn diese ist es, die die Kraft des Heilreizes im Wesentlichen ausmacht.

Wenn ich statt einer D 12er Potenz nur eine D 6 im Hause habe, muss ich dann die Anzahl der Globuli verdoppeln?

Nein, keinesfalls. Die Potenz der homöopathischen Arzneien gibt nicht Auskunft über die zu erwartende Wirkungskraft, sondern über die Wirkungsart. Generell gilt: Tiefe Potenzen wirken eher körperlicher, während höhere Potenzen, die ja häufiger „vermischt und dynamisiert" sind, die Eigenart haben, sich in ihrer Wirkung mehr auf den emotionalen Bereich auszudehnen. Dies kann man sich als Leitgedanken merken. Insbesondere aber die pflanzlichen homöopathischen Arzneien führen uns immer wieder vor, wie tief und emotional selbst eine einmalige Gabe einer D 2 wirken kann.

Was ist, wenn ich ein falsches Mittel eingenommen habe ?

Dann geschieht das Gleiche wie bei einer Überdosierung des Mittels. Ihr Körper wird einen Heilreiz beantworten, den er aktuell gar nicht benötigt. Setzen Sie das Mittel ab, und lassen Sie die Reaktion Ihres Körpers abklingen.

Falls er gar nicht reagieren sollte, suchen Sie sich ein geeigneteres Mittel heraus.

Wie lange kann es dauern, bis man etwas merkt?

Das ist individuell und nicht vorhersehbar. Wie und wann der Körper reagiert, liegt an seiner Reaktionsgeschwindigkeit einerseits, und an der Potenz und am Tempo des Mittels andererseits und nicht zuletzt an der Reaktionsfähigkeit des körperlichen Abwehrsystems.

Wie antidotiert man ein homöopathisches Mittel?

Unter einer Antidotierung versteht man das Unwirksam-Machen eines homöopathischen Arzneimittels.

Eine tatsächliche Antidotierung gehört zu den absoluten Ausnahmen in der Homöopathie. Nur um ihr vorzubeugen, werden zahlreiche homöopathische Patienten angewiesen, während der Kur auf bestimmte Dinge zu verzichten wie beispielsweise den Genuss von Kaffee oder die Anwendung eines Pfefferminzöles. Ich persönlich halte das für übertrieben. Ich erinnere mich gern an die Zeit, in der wir in der Heilpraktikerschule alle an den Arzneimittelprüfungen teilnahmen. Da konnte es vorkommen, dass manch einem von uns besonders die emotionalen Reaktionen zu heftig wurden. Da wurde dann literweise Kaffee getrunken, ja selbst Minzöl pur verabreicht, doch die erhoffte Antidotierung blieb aus. Die Reaktion, die ein Körper auf ein Mittel zeigt, wird er nur selten unterbrechen lassen. Zum Glück, könnte man fast sagen, nicht wahr?

Im Gegenzug sitze ich manchmal Patientinnen gegenüber, die nach einem Jahr Kaffeeabstinenz ausgerechnet bei mir in der Praxis dann wieder die erste Tasse Kaffee trinken. Manchmal weinen sie sogar, ob des von einem anderen Homöopathen angeordneten langen Verzichts auf das heißgeliebte Getränk. Diesen Verzicht halte ich für übertrieben, wobei der Konsum natürlich immer maßvoll sein sollte.

Im Gegenteil, die Veränderung der Lebensweise verwischt immer auch die Wahrnehmung der körperlichen Reaktionen auf ein Arzneimittel. Da muss man auseinander dividieren, welche Symptome durch das Absetzen des Kaffees und welche durch die Anwendung des Mittels hervorgerufen werden. Und dabei wäre doch theoretisch das Schlimmste, was passieren könnte, dass ein Mittel plötzlich nicht mehr wirkt. In diesem seltenen Fall ist es dann angeraten, dass Mittel erneut zu geben. Gefahr und Nutzen stehen hier also in keinerlei Verhältnis.

Für die Laienhomöopathie gelten die Antidotierungsgedanken schon gar nicht! Lassen Sie alles, wie es ist, ernähren Sie sich wie bisher, und verhalten Sie sich wie bisher, und (jawohl!) Sie dürfen sich auch weiterhin die Zähne putzen. Richten Sie Ihre Aufmerksamkeit und Wahrnehmung lieber auf Ihre Körperreaktion.

Übrigens müssen Sie auch die Pille nicht absetzen oder vor einer homöopathischen Behandlung das Amalgam Ihrer Zähne entfernen lassen. All dies sind Ammenmärchen und lenken vom wahren homöopathischen Gedanken nur ab.

Wie lange vor und nach der Einnahme der Globuli darf ich nicht essen und trinken?

Sie dürfen Ihre Globuli nehmen, wann immer Sie mögen und wie Sie mögen. Es gab große Homöopathen, die verabreichten die Globuli in der Kohlsuppe, im Bier, ja sogar im Frühstückskaffee – und zwar erfolgreich. Sie können hier also nichts falsch machen.

Es mag dagegen sinnvoll sein, sich für die Einnahme seiner Arznei entspannt zurückzuziehen und in der Zeit unmittelbar nach der Einnahme zu beobachten, also die Einnahme etwas zu zelebrieren. Es ist möglich, dass hier oder da ein Kribbeln auftaucht, dass man kurz das Gefühl hat, den Tränen nah zu sein. Das ist eine normale Reaktion, die aber nicht auftreten muss. Besonders unsere Herren der Schöpfung und Ihre Kinder werden Sie dafür nicht allzu sehr begeistern können. Es steht also allen frei, ihre Mittel zu nehmen, wann sie mögen.

Welche Mittel „vertragen" sich nicht?

Tatsächlich gibt es Beziehungen unter den Arzneimitteln. Die hier in der Hausapotheke enthaltenen Mittel vertragen sich alle ganz wunderbar und folgen auch gut aufeinander. Fortgeschrittene unter Ihnen möchten sich vielleicht ein Buch mit weiteren Informationen dazu anschaffen (siehe Literaturhinweise: Das kleine Buch der Arzneimittelbeziehungen).

Was sind homöopathische Komplexmittel?

Viele Arzneimittelhersteller haben Mischungen von homöopathischen Einzelmitteln auf dem Markt. Sie entstanden aus verschiedenen Grundideen heraus:

Man gab mehrere Arzneien für eine bestimmte Beschwerde zusammen, in der Hoffnung, dass schon irgendeines davon wirken würde.
Man fasste verschiedene Beschwerden zusammen und stellte entsprechende Mittel dafür zusammen.

Die Anwendung von Komplexmitteln wird im homöopathischen Sinne zumeist etwas weniger maßgeschneidert auf ihre Symptome sein, als in der Homöopathie möglich. Im Laufe der Zeit aber, wenn Sie Ihre Mittel immer besser kennen, werden Sie anhand der Inhaltsangaben auch beurteilen können, ob ein Mittel für Sie passend ist oder nicht.

Wie wendet man homöopathische Komplexmittel an?

Mittlerweile gibt es auch eine Reihe von weiteren homöopathischen Präparaten wie Salben, Augentropfen und Nasensprays oder Komplexmittel Homöopathische Arzneien haben oftmals keine Anwendungsempfehlungen anbei. Für sie gelten dieselben Anwendungsmengen und Häufigkeiten wie für die homöopathischen Einzelmittel (siehe Kapitel: Einführung in die Homöopathie).

Weiterführende Literaturempfehlungen

Für diejenigen unter Ihnen, die nun neugierig geworden sind und ihre frisch erworbenen Kenntnisse der Homöopathie vertiefen möchten, haben wir hier einige unserer Meinung nach gut geeignete Bücher und Standardwerke der homöopathischen Literatur aufgelistet. Darunter befinden sich einige Klassiker, aber auch Literatur, die von Laienhomöopathen als nützlich bewertet werden.

Organon der Heilkunst - Aude sapere
Nach der handschriftlichen Neubearbeitung Hahnemanns
für die 6. Auflage,
herausgegeben und mit einem Vorwort von Richard Haehl.
von Samuel Hahnemann (Autor), Richard Haehl (Herausgeber)

Verlag: Haug, Heidelberg (1992)
ISBN-10: 3776012536
ISBN-13: 978-3776012538

Ganz an den Anfang unserer Liste gehört dieses von Hahnemann höchst persönlich verfasste Werk, denn hier werden vom Meister und Entdecker ganz wesentliche Regeln und Gesetze aufgestellt. Hahnemann hat es einst für seine Patienten geschrieben und gegen Ende seines Wirkens sogar darauf bestanden, dass ein jeder, der seine Heilkünste in Anspruch nehmen wollte, zuerst dieses Buch lesen sollte.

Es ist darüber hinaus ein Buch der ganz besonderen Art: Die Herausgeber haben dankenswerter Weise die vor 200 Jahren üblichen Formulierungen, den Sprachgebrauch und sogar die Schreibweise erhalten, so dass dieses Buch in seiner Authentizität einen ganz besonderen Reiz hat. Gönnen Sie sich das Vergnügen, dieses erste und ursprüngliche homöopathische Werk zu lesen und die

Denkweise Hahnemanns zu verstehen. In oft unverblümter Art und Weise geht Hahnemann hier auch auf die damalige allgemein übliche Medizin ein und vermittelt uns darüber hinaus einen Eindruck über die Lebensweise der Menschen zu dieser Zeit. So ist es nicht nur ein homöopathisches, sondern auch ein historisches Werk, welches den Leser, hat sich dieser erst einmal an den Stil gewöhnt, regelrecht in seinen Bann ziehen kann.

Gesichtete Homöopathische Arzneimittellehre

von Julius Mezger

Verlag: Haug, Heidelberg. 12. Auflage (Oktober 2005)
ISBN-10: 3830472323
ISBN-13: 978-3830472322

Dieses zweiteilige Werk von Julius Mezger vermittelt umfangreich und detailliert das Grundwissen der homöopathischen Arzneimittellehre und gehört zu den Standardwerken in der Homöopathie. Wenn Sie sich nun nicht vornehmen, all dieses Wissen komplett erfassen zu wollen, sondern es als reines Nachschlagewerk betrachten, ähnlich dem Lexikon in Ihrem Bücherregal, dann eignen sich diese beiden Bücher sehr gut, die eine oder andere Arznei tief greifender zu verstehen. Im Grunde ist dieses sehr genaue Wissen um jede einzelne Arznei für Sie nicht erforderlich. Doch wenn Sie sich bereits dazu entschieden haben, sich eingehender mit der Homöopathie zu beschäftigen, dann lohnt sich die Anschaffung dieses Werkes.

Handbuch der homöopathischen Materia medica

Taschenbuch-Jubiläumsausgabe.
Quellenorientierte Neuübersetzung von William Boericke

Verlag: Haug, Heidelberg. 3. Auflage (September 2004)
ISBN-10: 3830472056
ISBN-13: 978-3830472056

„Der Boericke“ ist einer der großen Klassiker unter den homöopathischen Arzneimittellehren und behandelt ca. 1000 Mittel. Dieses Werk, welches dem Laien aufgrund vieler verwendeter medizinischer Begriffe manchmal nicht ganz so leicht verständlich sein mag, hat „Modetrends“ und Zeiterscheinungen in der homöopathischen Welt überdauert und zeichnet sich durch seine Kompaktheit und Dichte aus.

Synopsis der homöopathischen Theorie
von Robert Gibson Miller

Verlag: Haug, Heidelberg (1983)
ISBN-10: 3776007133
ISBN-13: 978-3776007138

Auf nur wenigen Seiten beschreibt Miller die systematischen Regeln der Homöopathie.

Homöopathik. Die Lehrmethode Hahnemanns
(Taschenbuch) von Gerhard Risch

Verlag: Pflaum. 3. Auflage (Januar 1998)
ISBN-10: 3790507873
ISBN-13: 978-3790507874

Gerhard Risch ist der Begründer der Clemens-von-Boenninghausen-Akademie für Homöopathik in Wolfsburg. Sein Buch vermittelt einen gut verständlichen ersten Einblick in die Homöopathie, deshalb ist es für alle interessierten Laien sehr zu empfehlen. Dieses Buch beschränkt sich nicht nur aufs Wesentliche, sondern es ist auch spannend geschrieben, und durch geschickte Wiederholungen prägt sich das Wissen schneller ein.

Homöopathie ist (k)eine Kunst.
Kurzlehrgang der Homöopathie (Taschenbuch)
von Gerhard Risch

Verlag: Müller & Steinicke. Neuausgabe (Januar 1994)
ISBN-10: 3875691318
ISBN-13: 978-3875691313

Die Grundlagen der Homöopathie werden von Gerhard Risch in diesem Buch ausführlich und anschaulich erklärt: Das Ähnlichkeitsprinzip, Potenzierung, Fallaufnahme, Repertorisation und Miasmen. Hier entfernen wir uns also auch bereits von der Laienhomöopathie, denn hier werden auch chronische Krankheitsbilder beschrieben – jenes Gebiet also, was den erfahreneren Homöopathen vorbehalten sein sollte.

Das kleine Buch der Arzneimittelbeziehungen
(Broschiert) von I. Seider

Verlag: Barthel & Barthel. 9. Auflage. (2001)
ISBN-10: 3039500155
ISBN-13: 978-3039500154

Wer von Ihnen mehr über die Wechselwirkungen der Arzneien untereinander erfahren möchte, der findet in dieser kleinen Broschüre alles, was er zunächst darüber wissen sollte.

Index

A

B

C

D

E

F

G

H

Z

Die Autorinnen

Birgit Zart ist Heilpraktikerin, und als klassische Homöopathin seit über zwanzig Jahren in eigener Praxis tätig. Als Mutter von drei Söhnen und mehrfache Großmutter kennt sie darüber hinaus all die gesundheitlichen Fragen und Belange, die in einer Familie zum Alltag gehören. Fünf Jahre Unterrichtstätigkeit in Naturheilkunde und Homöopathie runden die Erfahrung ab, aus der heraus sie insbesondere Anfänger der Homöopathie bei ihren ersten Schritten zu begleiten und an die Hand zu nehmen versteht.

Birgit Zart gilt darüber hinaus als die Pionierin der alternativen Kinderwunschtherapie. Ihre erschienenen Bücher sind bis heute in den Bestsellerlisten zu finden:
„Gelassen durch die Kinderwunschzeit“. München 2006 (Ariston)
„Die Fruchtbarkeitsmassage“, München 2006 (Irisiana)
„Babygeflüster“, Books on Demand

Heike Wischer, Mutter dreier Kinder, berät Mütter und Frauen, die Mütter werden möchten. Aus ihrer täglichen Arbeit heraus kennt sie auch die gesundheitlichen Probleme und Fragen, die sich im familiären Alltag stellen.

Ihre Rolle als „stellvertretende Laienhomöopathin“, aus der heraus sie all diese Fragen in dieses Buch einbrachte, war unverzichtbar und stellte sicher, dass der Fachjargon abgeschafft wurde, dass körperliche Vorgänge verständlich erklärt wurden, dass die Arzneimittelbeschreibungen verständlich blieben, und vor allem: Dass man ein Mittel nicht nur sucht, sondern auch findet!

Kontakt:

Tremmener Landpraxis
Birgit Zart und Heike Wischer
Alte Gärtnerei 1
14669 Ketzin OT Tremmen

www.laienhomoeopathie.de